# Dr. Dr. Michael Despeghel

# NEVER AGING STORY

## Typgerechte Lebensstiloptimierung für mehr gute Jahre

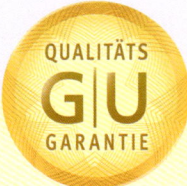

# 33 WAS SCHENKT UNS DIE MEISTE LEBENSQUALITÄT?

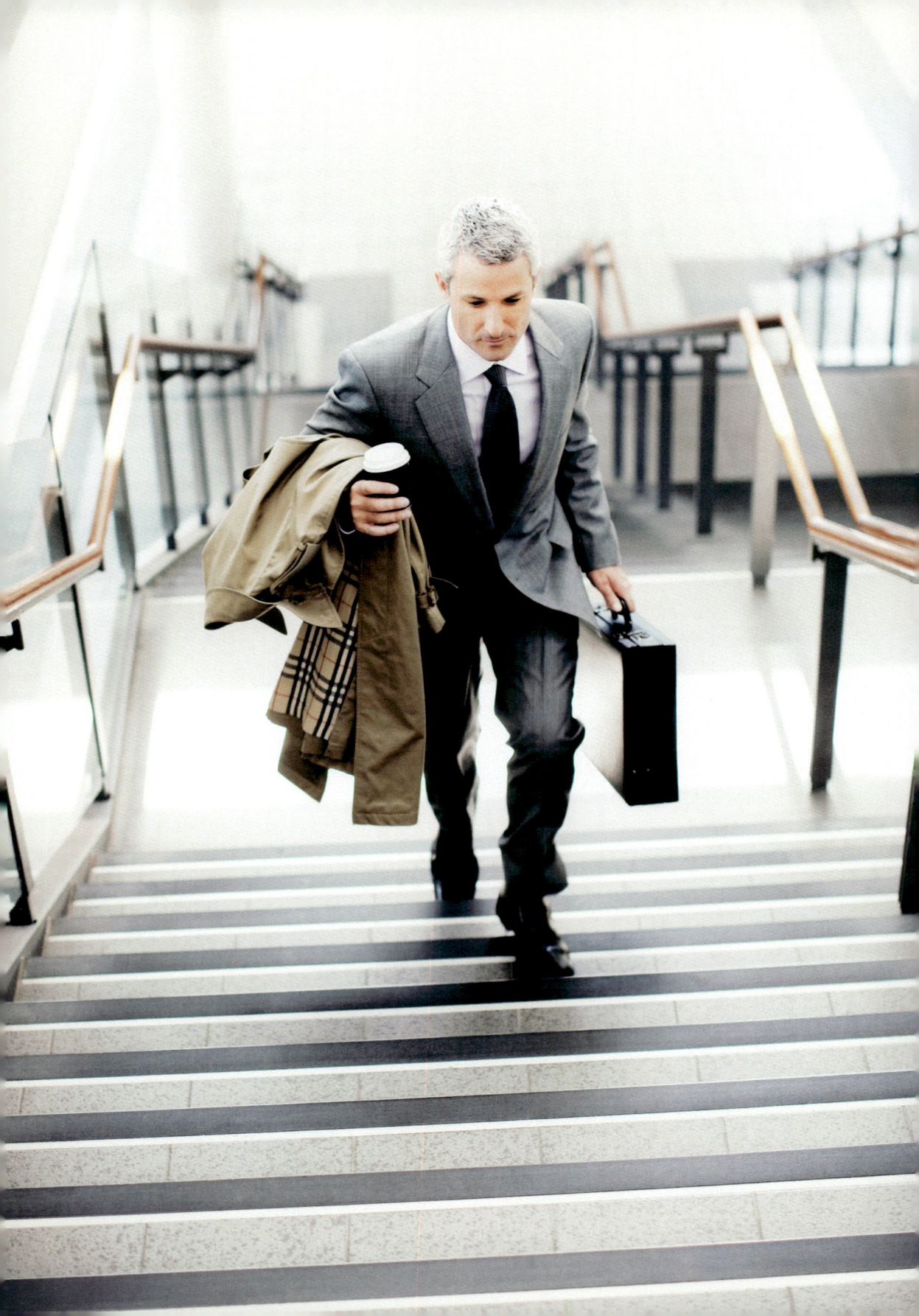

# EIN WORT ZUVOR

Immer wieder sprechen mich Menschen auf meine Leistungsfähigkeit und Gesundheit an und möchten gerne (m)ein Geheimrezept erfahren. Das verrate ich ihnen mit Vergnügen: Verantwortlich für meine Vitalität ist mein Lebensstil. »Oje, das klingt nach Verzicht, Anstrengung und hohem Zeitaufwand!«, bekomme ich dann oft zu hören. Falsch gedacht!

Mit der »Never Aging Story« richte ich mich an all jene Menschen, die ebenso wie ich möglichst gesund sein und bleiben wollen und bereit sind, ihren Lebensstil entsprechend anzupassen. Die auch wissen, dass das Versprechen im Buchtitel »für mehr gute Jahre« es allemal wert ist. Zumal nicht nur die allgemein steigende Lebenserwartung dafür spricht, dass man mit 65 noch »viele Jahre« vor sich haben kann. Sondern auch die Tatsache, dass sich die Lebensarbeitszeit in den Industrienationen immer weiter verlängert. Sich rechtzeitig darauf vorzubereiten, indem man seine Gesundheit pflegt und seine Leistungsfähigkeit erhält, ist eine mehr als kluge Investition.

Dass in unserer Gesellschaft diesbezüglich dringender Handlungsbedarf besteht, zeigt der aktuelle deutsche Gesundheitsreport. Obwohl viele glauben, bereits genug für ihre Gesundheit zu tun, erfüllen nur 35 Prozent der Deutschen die Kriterien einer gesunden Ernährung. Und nur 54 Prozent bewegen sich ausreichend. Dabei sind Ernährung und Bewegung entscheidende Bausteine für langfristige Gesundheit von Körper und Geist. So banal es klingen mag, Fakt ist, dass die meisten Menschen kaum eine klare Vorstellung davon haben, welche Nahrungsmit-

tel ihrem Organismus nützlich sind und von welchem Bewegungsprogramm sie am meisten profitieren können. Die Hauptgründe für einen ungesunden Lebensstil sind: keine Zeit, keine Motivation und vor allem Konzeptlosigkeit. Bei tausenden von Vorschlägen fällt es eben nicht leicht, das Richtige für seine persönlichen Bedürfnisse zu finden. Aber nur dann ist es möglich, sein Vorhaben durchzuhalten und eine notwendige Verhaltensänderung zu erreichen.

Genau hier liegt der einzigartige Vorteil unserer typgerechten Ernährungs- und Bewegungsprogramme. Damit holen wir Sie dort ab, wo Sie aktuell stehen. Und wo Sie stehen, das geben Sie selbst vor, indem Sie sich aufgrund Ihrer sorgfältigen Selbsteinschätzung zu einer der drei Typkategorien zuordnen, für die wir jeweils das passende Programm entwickelt haben. Basierend auf einem wissenschaftlich erprobten Stufenmodell der Verhaltensänderung, dem »transtheoretischen Modell« nach James O. Prochaska und Carlo C. DiClemente zeigen wir Ihnen, wie Sie Ihren Lebensstil als persönliches Projekt entsprechend Ihrem gewählten Typ optimieren können. Die Struktur des Konzepts gibt Ihnen maximale Orientierung: Zuerst erfahren Sie durch eine individuelle Standortbestimmung Ihren konkreten Handlungsbedarf und formulieren daraufhin Ihre klaren Projektziele. Dann geht es in die detaillierte Planung Ihres Projekts. Und wenn alles gut vorbereitet ist, beginnt die Umsetzung. Sie schaffen das!

Ich wünsche Ihnen viel Erfolg und maximale Freude an einem gesunden Lebensstil.

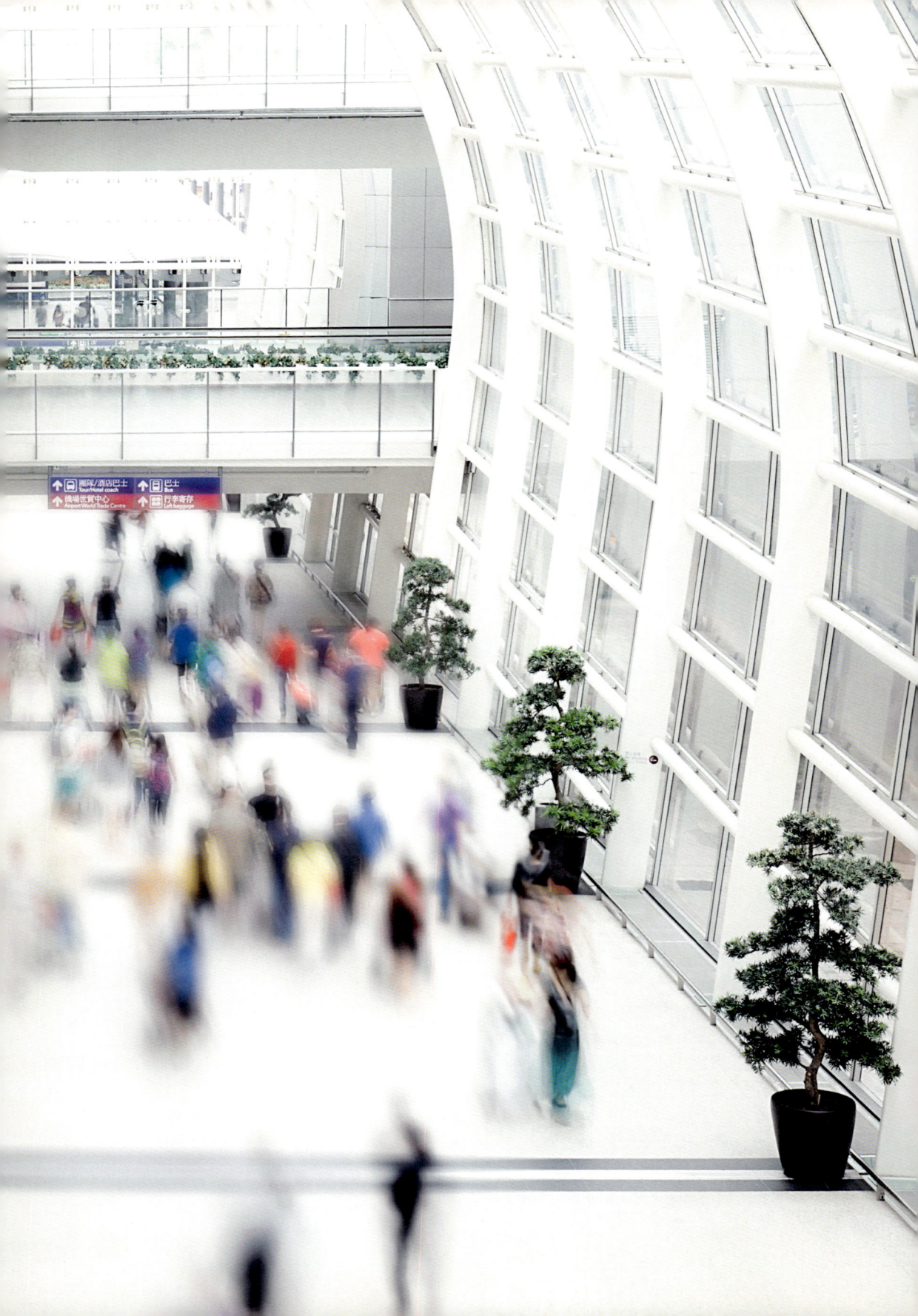

機場世貿中心
Airport World Trade Centre
團隊/酒店巴士
Tour/Hotel coach
巴士
Bus
行李寄存
Left baggage

# WAS BEDEUTET LEBENS-QUALITÄT?

Lebensqualität wird durch verschiedene
Faktoren bestimmt. Dazu gehören Lebensstandard,
Bildung und sozialer Status, vor allem aber Gesundheit.
Doch mit unserem Verhalten boykottieren wir – oft unbewusst
– dieses erstrebenswerte Ziel. Das Wissen darüber, was
unsere Lebensqualität negativ oder positiv beeinflusst, ist
daher die Voraussetzung für eine bewusste
Lebensstilveränderung.

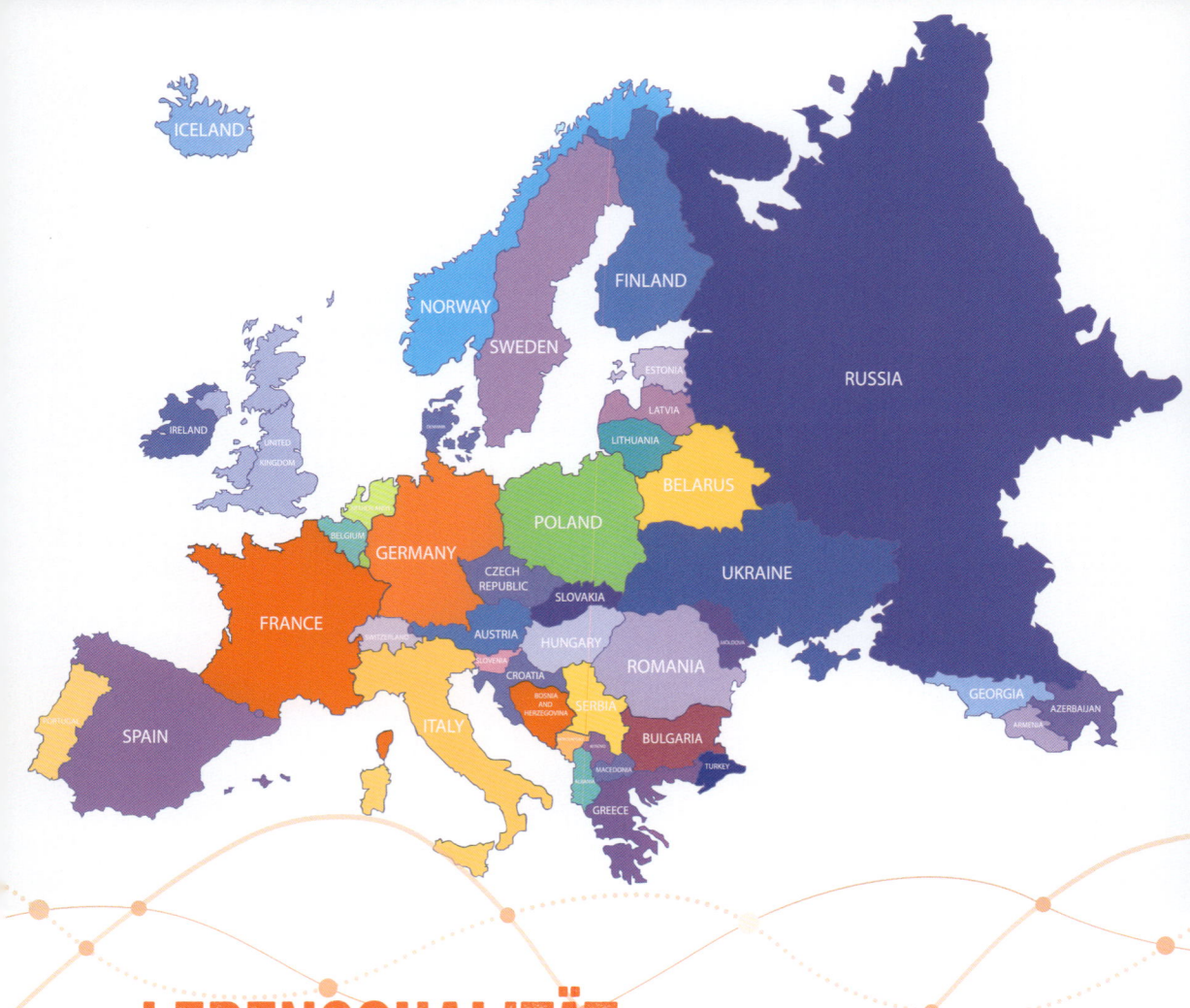

# LEBENSQUALITÄT IM LÄNDERVERGLEICH

**M**it dem Thema Lebensqualität beschäftigen sich sowohl Philosophie, Medizin, Religion und Wirtschaft als auch die Politik – immer auf der Suche nach objektiven Merkmalen, die eine Mehrheit der Menschen als Lebensqualität definieren würde. Dabei hat jeder Mensch andere Prioritäten. Für den einen bedeutet Lebensqualität vor allem Gesundheit, für einen anderen Erfolg im Beruf, eine glückliche Partnerschaft oder materielle Sicherheit.

Ein Wunsch, den viele Menschen hegen, ist, möglichst alt zu werden. Diese Sehnsucht ist ebenso alt wie die Menschheit selbst. Und der Traum scheint wahr zu werden: Tatsächlich erreichen die Menschen heute ein höheres Alter als je zuvor. Und schon werden neue Begehrlichkeiten geweckt. Schließlich liegt es in der Natur des Menschen, immer mehr und höher hinaus zu wollen. Für die Erwartung an das Leben heißt das: immer länger, immer älter, immer besser.

# DIE MENSCHEN WERDEN IMMER ÄLTER

Der Report der Weltgesundheitsorganisation von Ende 2016 belegt: Die Deutschen werden heute im Durchschnitt 81 Jahre alt. Dabei erreichen die Frauen ein Alter von 83,4 Jahren und die Männer von 78,7 Jahren. 1990 lag das Durchschnittsalter noch bei 76 Jahren. Das sind fünf Jahre mehr in 25 Jahren. Was für ein Sprung! Übrigens hat sich im Lauf der letzten zehn Jahre die Zahl der Hundertjährigen mehr als verdoppelt. Im weltweiten Ländervergleich liegt aber keineswegs Deutschland, sondern Japan (mit durchschnittlich 83,7 Jahren) an der Spitze der Nationen mit der höchsten Lebenserwartung. Es folgen die Schweiz mit 83,4 Jahren, Singapur mit 83,1 Jahren, Australien und Spanien mit jeweils 82,8 Jahren. Auch in Italien (82,5), Frankreich (82,0) oder Island (81,9) und Kanada (81,7) leben die Menschen im Mittel länger als in Deutschland, das mit Österreich, Großbritannien, Irland, Griechenland und den Niederlanden in etwa gleichauf liegt. Woran liegt es, dass die Menschen rund um den Globus immer älter werden? Die Gründe sind offensichtlich: wachsender Wohlstand, medizinischer Fortschritt, bessere Hygiene, aber auch eine bewusstere Lebensweise dank höherer Bildung. Damit hängt es durchaus vom gesellschaftlichen, wirtschaftlichen und medizinischen Umfeld ab, wie alt ein Mensch wird. Aber zu einem großen Teil eben auch vom persönlichen Lebensstil. Das macht die nach wie vor bestehende tiefe Kluft zwischen Arm und Reich verständlich und nachvollziehbar. Das heißt, Menschen in Staaten mit hohem wirtschaftlichem Standard und entsprechend gutem Einkommen haben eine deutlich größere Chance, älter zu werden, als Menschen in Ländern mit niedrigem Wohlstand und geringem Einkommen. So sind es afrikanische Staaten, die bei der weltweiten Betrachtung der Lebenserwartung die Schlusslichter bleiben: Sierra Leone mit 50,1 Jahren, Angola mit 52,4 Jahren und die Zentralafrikanische Republik mit 52,5 Lebensjahren.

Dennoch entwickelte sich auf dem afrikanischen Kontinent die durchschnittliche Lebenserwartung insgesamt sehr erfreulich. Denn inzwischen werden die Menschen dort 9,4 Jahre älter als noch im Jahr 2000. Das Durchschnittsalter liegt mittlerweile bei immerhin 60 Jahren.

# UND WIE STEHT ES MIT DER FITNESS?

Weltweit gesehen, hat sich der Anspruch der Menschheit an »immer höher und immer weiter« durchaus erfüllt. Doch »immer besser« – stimmt auch das?

Wir unterstellen mal, dass in den wohlhabenden westeuropäischen Ländern eine gute Lebensqualität vor allem bestimmt wird von einer guten Gesundheit und einer möglichst uneingeschränkten Leistungsfähigkeit. Wie also steht es um die Generation jenseits der 50 bezogen auf diese Kriterien?

Sie werden es bereits ahnen: nicht so gut! Das gilt besonders für die Deutschen. Dabei empfinden sich die Menschen hierzulande jünger als sie tatsächlich sind, insbesondere die Generation 50 plus. Umfragen zufolge sind es zwischen 8,5 und 15 Jahre, um die sich die über 65-Jährigen jünger als ihr kalendarisches Alter fühlen. Doch laut Statistik sieht die Realität anders aus: Zwar haben 65-Jährige Deutsche im Schnitt noch 19,7 Jahre vor sich – ähnlich wie Schweden,

Norweger oder Franzosen mit rund 20 Jahren –, doch unterscheiden wir uns von anderen Nationen deutlich in der Anzahl gesund verbrachter Lebensjahre. Hierzulande haben Männer ab 65 noch etwa 6,5 »uneingeschränkt gesunde Lebensjahre« zu erwarten und bei den Frauen sind es sogar weniger als 6 Jahre. Dagegen haben die Menschen beispielsweise in Norwegen die hervorragende Aussicht auf fast 15 beschwerdefreie Jahre jenseits der 65, die Schweden fast 14 und Island über 12 Jahre.

## Mögliche Ursachen der hohen Krankheitslast

Was machen die Deutschen also falsch oder die anderen Länder besser? Am Gesundheitssystem kann es nicht liegen. Immerhin wird durch den aktuellen OECD-Gesundheitsbericht bestätigt: »Was Angebot, Komfort und Freiheitsgrade angeht, steht das deutsche Gesundheitswesen im internationalen Vergleich in der Spitzengruppe.« Auch die finanziellen Investitionen in präventive Maßnahmen bieten keine Erklärung. Schließlich gibt Schweden nicht mehr für Prävention aus als Deutschland – und Norwegen sogar weniger.

Das Problem der überdurchschnittlich hohen Krankheitslast beginnt dabei nicht erst im Alter, denn die schwerwiegenden gesundheitlichen Beschwerden sind hierzulande bereits in der Altersklasse der 50 bis 56-Jährigen höher als in den Vergleichsländern. Dabei liegt die Häufigkeit von Neuerkrankungen (beispielsweise an Krebs, Diabetes, Herz-Kreislauf- oder psychischen Erkrankungen) über dem Durchschnitt in der Europäischen Union. Das gilt übrigens auch für das Auftreten von Demenz bei den über 65-Jährigen.

Als mögliche Ursache haben die Forscher das »deutsche Berufsleben« erkannt. Zwar schneidet Deutschland in Sachen Einkommen und Sicherheit überdurchschnittlich gut ab. Deutlich unter dem OECD-Durchschnitt liegt jedoch die Qualität des Arbeitsumfelds – und das ist zweifellos eine nicht zu unterschätzende Ursache für Stress und einen schlechten Gesundheitszustand, der unter anderem daraus folgt.

Allerdings stellt die OECD auch fest: »Auch das Verhalten des Einzelnen ist ursächlich dafür, dass Krankheit und Gebrechen vorzeitig auftreten. Rauchen, übermäßiger Alkoholgenuss und Übergewicht sind Gründe

### AUS DEM WHO-GESUNDHEITSREPORT

Die europäische Region hat von allen Weltregionen den höchsten Alkoholkonsum. Der EU-Durchschnitt liegt mit täglich fast drei Alkoholeinheiten pro Person doppelt so hoch wie der weltweite Durchschnitt. Alkoholexzesse sind vor allem bei den Männern in Portugal und Großbritannien an der Tagesordnung. 17,5 Prozent der portugiesischen und 11,2 Prozent der britischen Männer gaben an, wenigstens einmal pro Woche volltrunken zu sein. Da zeigen sich die deutschen Männer vergleichsweise »harmlos« mit 4,4 Prozent (1,7 Prozent Frauen). Mehr zum Thema Alkohol und Gesundheit ab Seite 28.

für verbreitete und an Bedeutung zunehmende Volkskrankheiten, die zur Frühverrentung und sinkender Lebensqualität im Alter führen.«

Auch hier sprechen die Zahlen eine deutliche Sprache: Der Anteil der Erwerbstätigen in Deutschland liegt in der Altersgruppe von 55 bis 64 Jahren bei 69 Prozent. In Schweden sind es fast 80 Prozent und in Neuseeland sogar 86 Prozent! Von den 65- bis 74-Jährigen Deutschen sind nur noch 7 Prozent erwerbstätig. Doppelt so hoch liegt die Erwerbsquote dieser Altersgruppe in Großbritannien mit 13 und in Schweden mit 15 Prozent. Ein Grund dafür ist sicher im Gesundheitszustand zu suchen.

## DIE KONSTRUKTIVE SEITE DER UNZUFRIEDENHEIT

Oskar Wilde hat die Voraussetzung für Veränderung auf den Punkt gebracht: »Unzufriedenheit ist der erste Schritt zum Erfolg.« Und die Deutschen haben allen Grund, unzufrieden zu sein, zumindest wenn es darum geht, eine hohe Lebensqualität jenseits der 55 zu erreichen.

Die vielzitierte »German Angst« begleitet die Menschen hierzulande auch bei diesem Thema. So fürchten sich laut einer DAK-Studie 70 Prozent der Deutschen am meisten vor Krebs. Jeder Zweite sorgt sich darum, an Alzheimer oder Demenz zu erkranken. Und ebenfalls etwa 50 Prozent fürchten, einen Schlaganfall oder einen Unfall mit schweren Verletzungen zu erleiden. Vor Herzinfarkt haben immer noch vier von zehn Befragten Angst.

Angst ist ja nun prinzipiell ein eher schlechter Begleiter im Leben. Sie führt – wenn sie sich dauerhaft im Kopf einnistet – schnell zu mentalem Stress und psychischem Druck. Damit schafft man die Voraussetzung für zusätzliche Gesundheitsrisiken.

Anders ist es, wenn Angst dazu führt, dass die Unzufriedenheit wächst und diese wiederum den Menschen veranlasst, seine Befürchtungen in Veränderungsenergie umzusetzen. Dann sind Angst und Unzufriedenheit konstruktiv, weil etwas Positives daraus entstehen kann.

Wir sind den uns krank und alt machenden Mechanismen keineswegs völlig machtlos ausgeliefert. Altersforscher haben aktuell sogar festgestellt, dass man die Ursachen des Alterungsprozesses nur zu etwa 20 Prozent in den Genen vermutet, aber zu rund 80 Prozent in Umwelteinflüssen, wozu vor allem der Lebensstil gehört. Und dieser ist durchaus beeinflussbar – auch wenn es nicht einfach ist. Für die Wissenschaftler ist eines klar: Wenn ein Mensch mit einem besorgniserregenden Ergebnis bezüglich seiner Gesundheit und seines biologischen Alters konfrontiert wird, kann ihn das dazu motivieren, seine Lebensweise zu überdenken. Damit ist viel gewonnen!

## Veränderung lohnt sich

Genau für diesen Moment im Leben eines Menschen – wenn er erkennt, dass er es selbst in der Hand hat, seine Lebensqualität im Alter zu beeinflussen – haben wir ein Veränderungskonzept entwickelt, das es ihm ermöglicht, seine Lebensqualität zum individuellen Projekt zu machen. Es lohnt sich, dafür vollen Einsatz zu bringen, vor allem, um die in späteren Jahren als positiv empfundenen Erfahrungen voll auskosten zu können. Dazu gehören ein hohes Maß an Lebensfreude, bewusster Lebensgenuss, mehr Gelassenheit und Unabhängigkeit.

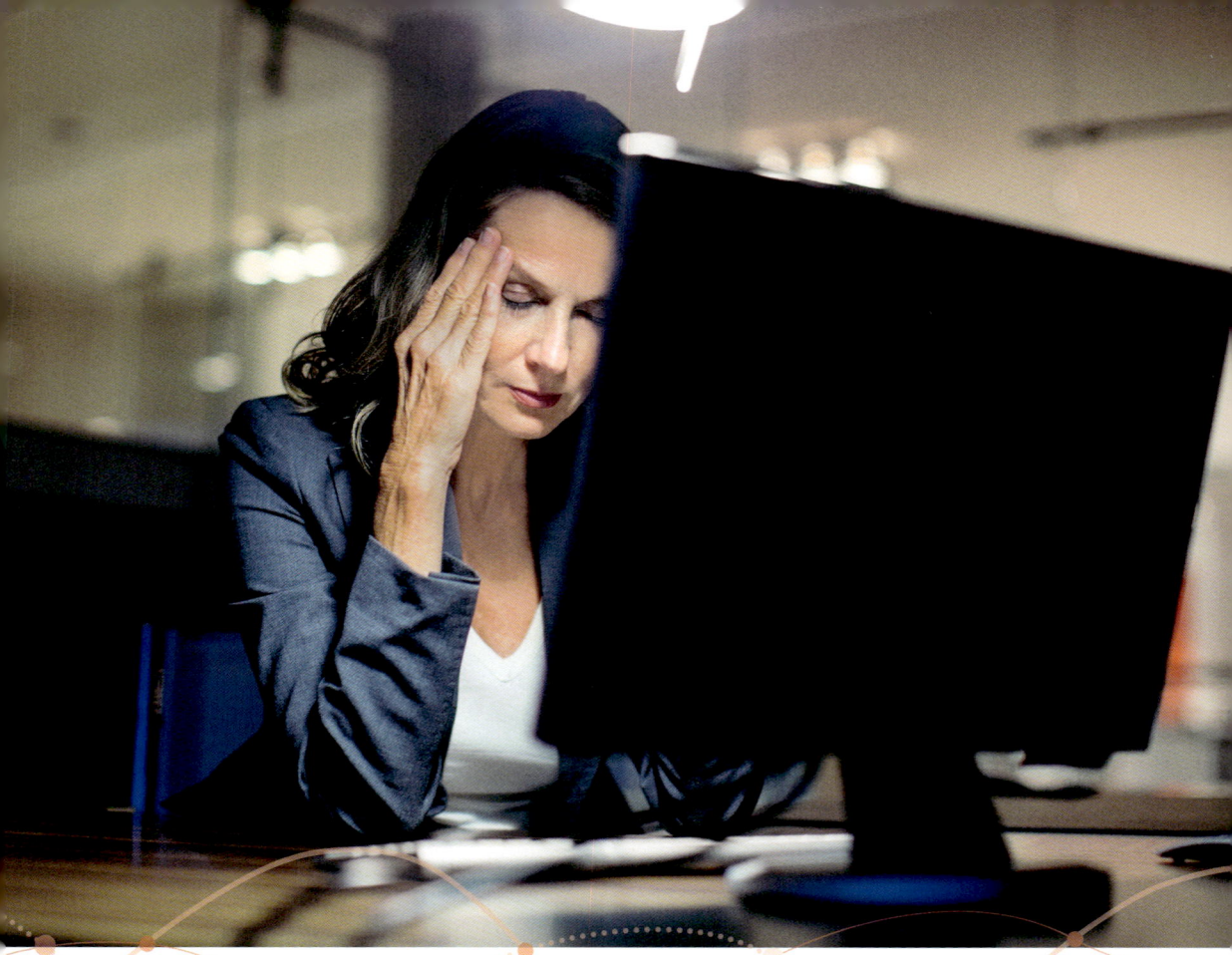

# DIE GRÖSSTEN RÄUBER
# UNSERER LEBENSQUALITÄT

**K**ennen Sie das? Sie hetzen von einem Termin zum nächsten. Sie fühlen sich von den täglichen Anforderungen in Beruf und Privatleben überfordert. Sie haben ständig das Gefühl, nicht schnell genug und gut genug zu funktionieren. Der Aufgabenberg vor Ihnen wird nie kleiner, sondern immer größer und das Gefühl der Hilflosigkeit und Ohnmacht wächst. Keine Zeit zu entspannen und sich zu erholen, weil dauernd jemand etwas von Ihnen will – seien es die Kollegen, der Chef, die Kinder oder der Partner. Kurz gesagt: Sie empfinden Druck und Überforderung, die Sie stark belasten. Einfach deshalb, weil kein Ende in Sicht ist und Sie nicht wissen, wie Sie das weiterhin schaffen sollen. Sie haben die Kontrolle über Ihr Leben verloren.

Kommt Ihnen diese Beschreibung bekannt vor? Wenn ja, haben Sie bereits einen ersten maßgeblichen Räuber Ihrer Lebensqualität ausfindig gemacht: Stress.

# NEGATIVER STRESS UND SEINE FOLGEN

Stress ist für viele Menschen in unserer schnell getakteten Zeit der ganz normale Wahnsinn – tagein, tagaus. Dabei haben die meisten weder die Zeit noch die Energie, darüber nachzudenken, dass es so ist und welcher Weg aus diesem Hamsterrad führen könnte. Wenn es nicht irgendwann zu einer Zwangspause aufgrund einer Krankheit oder eines Unfalls oder gleich zu einem ausgewachsenen Burnout-Syndrom kommt, so beeinträchtigt ein solcher Lebensstil doch massiv Ihre Gesundheit. Und das lange Zeit, ohne dass Sie es merken.

Heute weiß man, dass diese Art Überlastung – vor allem, wenn sie über einen langen Zeitraum erlebt wird – den Alterungsprozess extrem beschleunigt. Die Wissenschaft hat dazu veranschaulicht, wie sich negativer Stress neurobiologisch auf das Gehirn auswirkt: Leiden jüngere Menschen unter anhaltendem negativem Stress, können sich ihre Nervenzellen noch relativ leicht und schnell regenerieren. Hingegen sind die Folgen bei Älteren verheerend, weil sich in späteren Jahren durch übermäßigen negativen Stress zerstörte Nervenzellen nicht mehr erholen können.

Bei diesen neurobiologischen Prozessen werden jedoch nicht nur unzählige Nervenzellen zerstört, sie hinterlassen auch Spuren in den verbleibenden Zellen. Konkret bedeutet das: Die Schutzkappen unserer (das Erbgut enthaltenden) Chromosomen – die sogenannten Telomere – verschleißen und schrumpfen somit bei anhaltender stressverursachter psychischer Belastung schneller als im normalen Alterungsprozess. Anhand ihrer Länge lässt sich das biologische Alter eines Menschen ziemlich exakt bestimmen: Je kürzer die Telomere, desto weiter fortgeschritten ist das biologische Alter. Das bedeutet unter anderem, dass durch Stress die Gefahr für altersbedingte Erkrankungen wie Krebs, Diabetes, Herz-Kreislauf-Probleme oder Demenz steigt.

In einer wissenschaftlichen Langzeitstudie mit stressgeplagten und entspannt lebenden Personen zeigten sich bei den gestressten Menschen derart deutlich verkürzte Chromosomenenden, dass ihre Zellen biologisch rund zehn Jahre älter waren als bei der Vergleichsgruppe mit entspanntem Lebensstil. Die Forscher vermuten den Grund für eine

## BURNOUT AUF DEM VORMARSCH

Das Ausgebranntsein, Burnout-Syndrom genannt, beschreibt einen Zustand völliger emotionaler und psychischer Erschöpfung bei reduzierter körperlicher Leistungsfähigkeit. Sie gilt laut einem Bericht der betrieblichen Krankenkassen als zweithäufigste Ursache für Arbeitsunfähigkeitstage in Deutschland – nach Skelett- und Muskelerkrankungen, die meist auch die Folgen psychischer Überbelastung sind. So ist es sowohl aus volkswirtschaftlicher als auch ökonomischer Sicht dringend erforderlich, die psychische Gesundheit Betroffener wiederherzustellen. Ebenso geht es darum, den Alterungsprozess zu verlangsamen und möglichst lange gesund zu bleiben.

solch beschleunigte Zellalterung in einer stark erhöhten Produktion freier Radikale – ausgelöst durch Stresshormone.

## Freie Radikale

Freie Radikale sind aggressive Sauerstoffverbindungen, die bei oxidativem Stress, verursacht durch UV-Licht, Röntgenstrahlen, Luftverschmutzung und Tabakrauch, im Körper überhandnehmen – im Vergleich zu den als Schutzzellen agierenden »Radikalfängern«, den sogenannten Antioxidantien, welche die schädlichen freien Radikale inaktivieren können.

Je mehr dieses natürliche Schutzsystem des Körpers aus dem Gleichgewicht kommt, desto größer fällt der Schaden an den Zellen aus, desto schneller verläuft der Alterungsprozess und desto häufiger entstehen auch altersbedingte Erkrankungen.

**Freie Radikale entstehen im Körper unter anderem durch Tabakkonsum.**

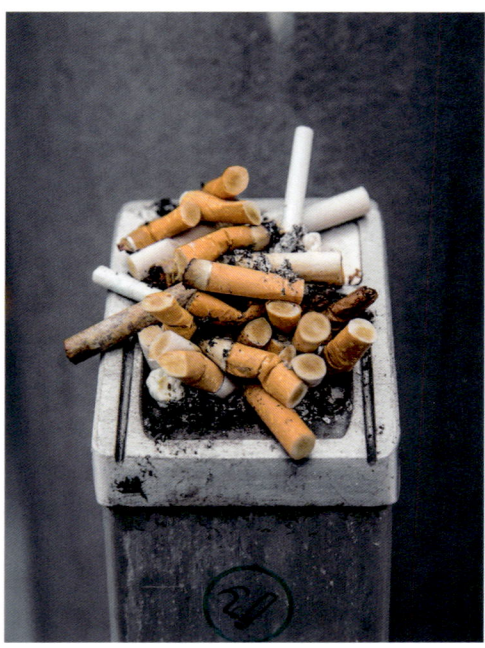

Doch wir haben auch eine gute Nachricht für Sie: Mit der Entscheidung für einen gesunden Lebensstil, insbesondere für eine gesunde Ernährung, können Sie Ihren Körper bei der Abwehr der freien Radikale unterstützen. Mehr dazu lesen Sie ab Seite 39.

## Wie entsteht schädlicher oxidativer Stress?

Auf typische Stresssituationen reagiert der Körper immer gleich: Er schüttet vermehrt die Stresshormone Adrenalin, Noradrenalin sowie Cortisol aus und es steigen Herzfrequenz und Blutdruck. Damit versetzt er den Organismus in höchste Alarmbereitschaft, um einer möglichen drohenden Gefahr zu entgehen. Das war durchaus sinnvoll, als der Mensch noch Jäger und Sammler war. Damals hießen die Stresssituationen Jagd, Kampf oder Flucht. Das heißt, Organe und Muskeln mussten jederzeit bereit sein, körperliche Hochleistung zu vollbringen. Das war überlebenswichtig.

Überlebenswichtig für den Organismus war es aber auch, dass sich Körper und Geist nach der Gefahr wieder entspannen konnten und Stresshormone abgebaut wurden. Heute sieht das leider ganz anders aus. Die Stress auslösenden Situationen in Job oder Familie wirken quasi rund um die Uhr. Das heißt, wir sind immer mehr einer dauerhaften Anspannung ausgesetzt – ohne dass für den Organismus regelmäßig und für längere Zeit wieder Ruhe einkehrt und die Hormonproduktion sich wieder auf Normalmaß einpendeln kann.

Die Folgen sind fatal, weil der Organismus in solchen Ausnahmezuständen alle eigentlich nur kurzfristig verzichtbaren Funktionen herunterfährt, um alle Energie für die lauernde »Gefahr« verfügbar zu haben. Zum

Beispiel werden die Magen-Darm-Tätigkeit und die Immunabwehr gedrosselt. Damit laufen die Verdauung und die Verwertung von Nährstoffen dauerhaft auf Sparflamme. Die Folge: Der Körper wird nicht ausreichend versorgt. Gleichzeitig vernachlässigt das Immunsystem seine Schutz- und Reparaturfunktionen. Das ist quasi ein doppelter Schlag für den Körper. Und wenn der Stress über einen längeren Zeitraum anhält, nehmen Organismus und Zellen logischerweise Schaden. So altern wir schneller und werden häufiger krank.

## Gesundheitliche Folgen

Dauergestresste Menschen leiden nachweislich vor allem an Sodbrennen, Kopfschmerzen und Herz-Kreislauf-Problemen, aber auch an Magengeschwüren und Bluthochdruck bis hin zum Herzinfarkt. Ebenso sind Konzentrationsschwäche, Antriebslosigkeit, Schlafstörungen und Depressionen bei permanenter psychischer und physischer Überlastung häufig anzutreffen.

Außerdem führen die permanent überhöhten Stresshormone zu anatomischen und physiologischen Veränderungen im Gehirn. Besonders negativ wirkt sich dort Cortisol aus: Es greift die Zellen im Hippocampus – die für die Konzentrationsfähigkeit und das Kurzzeitgedächtnis zuständige Hirnregion – an. Herauskommt, was viele kennen: Unter großem Stress sind wir häufig zerstreut, nervös und vergesslich.

Und die Folgen sind umso verheerender, je länger die Stresssituation anhält. So besteht bereits nach mehreren Monaten die Gefahr, dass eine große Anzahl von Nervenzellen im Gehirn völlig abstirbt, ohne dass sie reproduziert werden können, wie etwa andere Körperzellen. Das heißt für die Wissenschaft, dass es einen möglichen Zusammenhang gibt zwischen beginnender Demenz und psychischer Permanentbelastung. Dann erhöht sich übrigens auch die Gefahr für eine Depression.

### EMOTIONALER STRESS SCHÄDIGT DAS HERZ

Den Nachweis, dass zentralnervöse Strukturen direkte Effekte auf Herz und Arterien haben, erbrachte eine aktuelle Studie aus den USA. Als Ursache dafür wurde die stressbedingt verstärkte Stoffwechselaktivität der Hirnregion Amygdala (Mandelkern) ausgemacht. Der Mandelkern ist Teil des limbischen Systems und steuert unter anderem Aggression und Angst. Seine Aktivität steigt bei Krankheiten, die Stress auslösen, zum Beispiel bei Depressionen oder posttraumatischen Stresssyndromen. Gleichzeitig kommt es zu erhöhten Entzündungsvorgängen in den Arterien. Im Rahmen der Untersuchung konnte die gemessene Aktivität der Amygdala das Risiko für kardiovaskuläre Ereignisse wie Schlaganfall, Herzinsuffizienz, Herzinfarkt, Angina pectoris oder Herzgefäßerkrankungen zuverlässig voraussagen. Um festzustellen, in welchem »Stresszustand« Sie sich befinden, machen Sie unseren Stresstest ab Seite 75.

# ERNÄHRUNG: DU BIST, WAS DU ISST

Es ist schon paradox. Im deutschen Fernsehen ist zurzeit kaum etwas erfolgreicher als Kochshows. Sie laufen gerade auf fast allen Kanälen. Und Millionen Deutsche gucken zu, wie Fernsehköche leckere Gerichte aus frischen Zutaten zaubern. Gleichzeitig leistet man sich immer teurere und perfekter ausgestattete Küchen. Da fehlt dann auch das stylische Regal für exklusive Kochbücher nicht, die ebenfalls in millionenfacher Auflage gekauft werden.

Bei all dieser Kochbegeisterung glaubt man es kaum: Die Deutschen kochen immer weniger! Nur noch 30 Prozent stehen täglich selbst am Herd, um sich eine frische Mahlzeit zuzubereiten. Die Ernährungsgewohnheiten in Deutschland haben sich genau in die entgegengesetzte Richtung entwickelt: Immer mehr Menschen essen außer Haus. Und weil immer alles zu jeder Zeit verfügbar ist, gibt es keine festen Essenszeiten. Vielmehr essen vor allem jüngere Leute unregelmäßig, also wann und wo es sich gerade ergibt – und eben auch das, was sich ihnen gerade bietet. Da entscheiden sich viele für Fastfood oder industriell produzierte Fertiggerichte, für Weißbrot, Kuchen oder Süßigkeiten.

Das macht eine gesunde Ernährung eigentlich unmöglich. Denn vor allem Fastfood und Fertiggerichte sind häufig reich an ungesundem Fett, Salz und Zucker, Konservierungsstoffen und Geschmacksverstärkern. Das begünstigt auf lange Sicht beispielsweise Übergewicht und Typ-2-Diabetes. Zudem fehlen in diesem Essen die nötigen Ballaststoffe und wichtige Nährstoffe wie Vitamine, Spurenelemente und Mineralien. Dafür ist der Kaloriengehalt oft viel zu hoch, ohne dass das Essen eine anhaltende Sättigung bietet. Im Gegenteil: Schon bald knurrt wieder der Magen und es werden erneut Snacks konsumiert. Auch diesmal mit viel Zucker und reichlich Fett!

## Warum Sie stark verarbeitete Lebensmittel meiden sollten

Industriell gefertigtes Essen muss lange haltbar gemacht und optisch sowie geschmacklich aufgepeppt werden. Dafür wird es häufig nicht nur stark chemisch behandelt, sondern enthält auch viele ungesunde Zusatzstoffe. Beispielsweise Glutamat, das das Sättigungsgefühl verhindert, oder Farb- und Geruchsstoffe, die Fertiggerichte appetitlicher aussehen lassen und damit Appetit auf mehr machen. Meist wird dafür Auszugsmehl (Weißmehl) oder weißer Reis verwendet, bei denen das Wertvollste des Korns entfernt wurde.

Kalorienreich und einseitig – so sieht die Ernährung also bei vielen Deutschen aus. Der Körper reagiert mit allgemeinem Leistungsabfall – man fühlt sich schlapp und müde. Auch das Immunsystem nimmt seine Abwehraufgaben nicht mehr optimal wahr. Gleichzeitig fehlen gesunde Proteine, die den Muskelaufbau und damit eine bessere Fitness fördern.

## Auch übermäßiger Fleischverzehr schadet

Die Deutschen essen außerdem eindeutig zu viel Fleisch und Wurst und schaden damit ihrer Gesundheit. Hierzulande liegt der durchschnittliche Fleischverzehr pro Tag bei 200 Gramm pro Kopf. Das ist jeden Tag ein dickes Steak! Besonders fleischlastig ernähren sich die Männer. Sie essen im Vergleich zu Frauen mehr als doppelt so viel Fleisch und Wurst. Dabei wissen wir längst, dass ein zu hoher Konsum an tierischem Eiweiß die Gefahr erhöht, beispielsweise an Darmkrebs oder an Typ-2-Diabetes zu erkranken. Ganz abgesehen von den gefährlichen Negativfolgen der in der Tiermast eingesetzten großen Mengen an Antibiotika, die darin noch gar nicht einkalkuliert sind.

Abgesehen davon schadet der große Fleischverzehr der westlichen Nationen auch der Gesundheit der Nutztiere und der Umwelt. Der einzige Weg aus diesem Schlamassel besteht darin, dass sich die Menschen ganz bewusst dafür entscheiden, in Zukunft weniger Fleisch zu essen.

## Das Problem ist die Energiedichte

Geringer Nährstoffgehalt bei hoher Kalorienanzahl ist also die Formel für krank und dick machendes Essen. Kurz gesagt: zu viel, zu süß, zu fett. Dadurch ist bei einem in Deutschland mittlerweile weit verbreiteten Bewegungsmangel ein Energieüberschuss vorprogrammiert – und so die allgemeine Zunahme von Übergewicht und sogar Fettleibigkeit zu erklären. Denn damit einher geht ein stetig sinkender Gesamtenergieumsatz in weiten Teilen der Bevölkerung. Das heißt, wir verbrauchen aufgrund geringer Aktivität über den Tag verteilt immer weniger Energie.

Gleichzeitig nehmen wir aber über die beschriebene Fehlernährung immer mehr Kalorien und damit zu viel Energie auf. Wohin mit dem Überschuss? Er landet als Fettzellen direkt in den Fettpolstern – schlimmstenfalls in der Bauchregion. Welche negativen Folgen das für Ihre Gesundheit haben kann, lesen Sie ab Seite 24.

Das Übel steckt also in der sogenannten Energiedichte. Je höher die Energiedichte eines Nahrungsmittels, desto mehr Kalorien werden dem Körper damit zugeführt. Und das Problem an der heutigen Ernährung ist, dass sie eben bevorzugt aus solchen energiedichten Produkten besteht.

Die Energiedichte eines Lebensmittels gibt an, wie viel Energie, also wie viele Kilokalorien pro 100 Gramm (kcal/100 g) in einem Lebensmittel stecken – abhängig vom Fett-, Wasser- und Ballaststoffanteil. So hat beispielsweise Butter eine Energiedichte von 754 kcal/100 g (!), Kartoffelchips haben 539 kcal/100 g, ein Croissant 393 kcal/100 g, Emmentaler Käse 398 kcal/100 g, Wildlachs 100 kcal/100 g und Himbeeren 33 kcal/100 g. Wir definieren: Lebensmittel mit einer Energiedichte von 0 bis 125 kcal/100 g gelten als energiearm, mit einer Energiedichte zwischen 126 und 200 kcal/100 g als energiereich und mit einer Energiedichte ab 201 kcal/100 g als energiedicht. Getränke gelten bereits ab 10 kcal pro 100 Milliliter als energiedicht, weil sie nicht oder nur wenig zur Sättigung beitragen.

Die Konsequenz aus diesen Zahlen liegt auf der Hand: Wer die Wahl hat zwischen 150 Gramm Croissant mit einem Glas Johannisbeerschorle oder 150 Gramm Wildlachs mit einem Glas Wasser muss sich im Klaren darüber sein, mit welcher Entscheidung er über den Tag gesehen am ehesten eine ausgewogene Energiebilanz hinbekommt. Dieses Bewusstsein zu schaffen und zu trainieren, ist ein weiteres Puzzleteil unseres Erfolgskonzepts zur Optimierung des Lebensstils.

Wie es um Ihre Ernährungsgewohnheiten steht und ob diesbezüglich Handlungsbedarf besteht, erfahren Sie über unseren Ernährungstest ab Seite 77.

# CLEVER GENIESSEN – AUF DIE ENERGIEDICHTE ACHTEN

Eine Gewichtsreduktion ohne zu hungern lässt sich mit
energiearmen Lebensmitteln erreichen. Die Ernährungspyramide
zeigt die Lebensmittel auf, die Sie unbedingt bevorzugen sollten und von
denen Sie reichlich essen dürfen (Pyramidenfundament), die Sie regelmäßig,
doch reduziert zu sich nehmen dürfen (Pyramidenbauch) und von denen Sie
nur einige sorgfältig ausgewählte in kleinen Mengen auf dem
Speiseplan haben sollten (Pyramidenspitze).

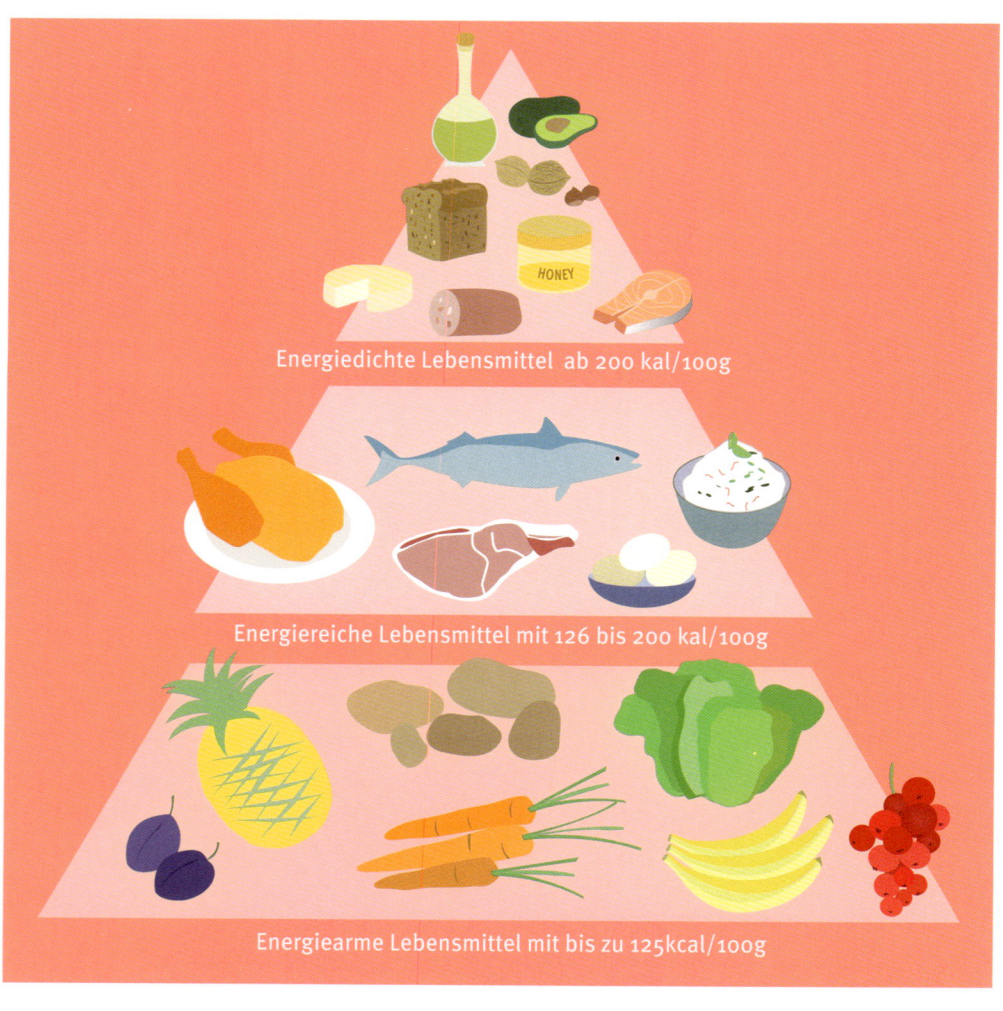

Energiedichte Lebensmittel  ab 200 kal/100g

Energiereiche Lebensmittel mit 126 bis 200 kal/100g

Energiearme Lebensmittel mit bis zu 125kcal/100g

## SICH REGEN – VON WEGEN?

Eine weitere Lebensstilsünde ist der in unserer Gesellschaft stetig fortschreitende Bewegungsmangel. Der Grund dafür ist zum einen die wachsende Technisierung der Arbeitswelt, die dazu geführt hat, dass wir kaum noch körperlich arbeiten (müssen), sondern vornehmlich im Sitzen tätig sind. Zum anderen beherrscht die allseits gegenwärtige Motorisierung des Alltags unser Leben. Bequemlichkeit hat Vorrang: Wir steuern unsere Ziele mit dem Auto an, bevorzugen den Lift statt der Treppen und schreiben im Büro lieber E-Mails, als persönlich mit unserem Gesprächspartner in der anderen Etage zu sprechen. Ganz zu schweigen davon, was zu Hause stattfindet: Wir sitzen, sitzen, sitzen – vor dem Fernseher, vor dem Computer, vor der Playstation. Genau das wird uns zum gesundheitlichen Verhängnis. Denn mit Bewegungsmangel schreiten Entzündungen im Körper voran und damit geht eine Vielzahl der heute häufigsten chronischen Krankheiten einher: Bluthochdruck, koronare Herzkrankheiten und Diabetes Typ 2. Die weltweite medizinische Statistik zeigt, dass mangelnde Aktivität verantwortlich ist für sechs Prozent der koronaren Herzkrankheiten, sieben Prozent der Typ-2-Diabetes-Erkrankungen, rund zehn Prozent der Brust- und Dickdarmkrebs-Erkrankungen – und für etwa jeden zehnten Todesfall!

Die meisten dieser Erkrankungen werden zusätzlich von Übergewicht gefördert. Das ist die zweite schädliche Konsequenz aus unserem exzessiv bewegungsarmen Alltag, der geprägt ist von bis zu 14 (!) Stunden Sitzen – insbesondere bei den Berufstätigen im Alter zwischen 25 und 55 Jahren.

Diese Risikogruppe sitzt am Frühstückstisch, im Fahrzeug auf dem Weg zur Arbeit, am Schreibtisch, am Mittagstisch, wieder im Büro, auf dem Weg nach Hause, beim Abendessen, vor dem Fernseher – und geht dann ins Bett. Gesunde und ausreichende Bewegung? Fehlanzeige!

Das kann auf die Dauer einfach nicht gut gehen. Schließlich ist der menschliche Körper schon rein physiologisch nicht auf Stillstand ausgerichtet. Der Mensch muss sich in einem Maße bewegen, das seinen Stoffwechsel unterstützt und antreibt, aber auch das seine Muskeln ausreichend trainiert, um seine allgemeine Fitness zu erhalten.

## Weniger Muskeln, dafür mehr Fett

Wer seinen Körper auf »inaktive« Weise sträflich vernachlässigt und seinem Organismus die für seine Funktionen so wichtigen (Muskel-)Belastungen verweigert, bekommt früher oder später die gesundheitliche Quittung dafür. Denn eine typische Eigenschaft von Muskeln ist es, zu schrumpfen, wenn sie nicht benutzt werden. Das gilt übrigens auch für den Herzmuskel. Deshalb geht mit einer ausgeprägten körperlichen Untätigkeit nicht nur logischerweise eine abfallende allgemeine Leistungsfähigkeit einher, sondern gleichzeitig sinkt auch der energetische Grundumsatz. Das heißt, wir verbrauchen deutlich weniger Energie als wir für gewöhnlich mit der Nahrung aufnehmen. Mehr zum Thema Energieverbrauch finden Sie ab Seite 85.

Die Folge: Übergewicht ist vorprogrammiert. Das liegt jedoch nicht nur daran, dass prinzipiell durch einen geringen Grundumsatz weniger Energie verbraucht wird. Vielmehr schnellt zusätzlich durch die Passivität des Organismus und der Muskeln nach vier Stunden Sitzen am Stück auch der Blutzuckerspiegel in die Höhe. Damit läuft ein regelrechtes »Mastprogramm« der Zellen ab – und zwar ohne, dass wir etwas essen. In einer US-Studie erhöhte sich bei 68 Prozent der Studienteilnehmer nach acht Monaten Dauersitzen das Körpergewicht um durchschnittlich 7,5 Kilogramm!

## Schädliche Folgen von langem Sitzen

Die Sporthochschule Köln wollte anhand einer Studie herausfinden, ob pausenloses Sitzen auch einen gesunden Körper krank macht. Dafür simulierten zwei Personen einen ganz normalen Büroalltag mit fünf Stunden »Dauersitzen« ohne große Unter-

### RISIKOFAKTOR SITZEN

Langes Sitzen ist pures Gift für den Organismus! In der Bewegungsmedizin gilt stundenlanges Sitzen am Stück als ernstzunehmender, vom Bewegungsmangel unabhängiger, also eigenständiger Risikofaktor. Auch mit umfassender oder intensiver sportlicher Aktivität lässt sich das Gesundheitsrisiko durch zu langes tägliches Sitzen nicht kompensieren. Hier gilt es, im Rahmen eines förderlichen Lebensstils entgegenzusteuern. Welche Möglichkeiten es gibt, lesen Sie im nächsten Kapitel (siehe ab Seite 33).

brechung. Ein Tag lang wurde beobachtet, wie sich unter diesen Umständen ihr Blutzuckerspiegel verhielt.

Dazu wurde bei beiden Probanden morgens das erste Mal der Blutzuckerwert gemessen. Dieser gibt Auskunft darüber, wie gut der Körper die über die Mahlzeiten aufgenommene Energie verwertet, und lag bei beiden Personen bei »normalen« 102 mg / dl (Milligramm pro Deziliter). Dann wurde im während Tages, in dessen Verlauf der Sitzmarathon nur durch das Aufstehen zur Toilette und zum Mittagessen unterbrochen war, fünf Mal der Wert gemessen.

Das Ergebnis zeigte, dass sich nach dem langen, ununterbrochenen Sitzen die Blutzuckerwerte bis maximal 150 mg / dl erhöht hatten. Anders ausgedrückt: Der Organismus der beiden hatte das Essen nicht ausreichend verarbeitet. Das bedeutet, dass nach einem einzigen Tag ohne Bewegung bereits Werte entstehen, die das Risiko für eine Diabeteserkrankung stark erhöhen. Hinzu kommt bei einem dauerhaften solchen Zustand die Gefahr, einen Herzinfarkt zu erleiden oder an Herz-Kreislauf-Problemen und sogar Krebs zu erkranken.

Das Fazit: Mangelnde Bewegung belastet den Organismus enorm und behindert den Stoffwechsel. Jede Stunde ohne Sitzen entlastet den Körper.

Die Forscher aus Köln wollten auch wissen, wie viel Bewegung es sein muss, um trotz Büroalltag, Computer und Auto gesund zu bleiben. Dafür wurden die beiden Testpersonen noch einmal zum Dauersitzen eingeladen, doch dieses Mal mit Unterbrechungen: Alle 60 Minuten mussten sie die Treppen von fünf Stockwerken laufen – mit dem bemerkenswerten Ergebnis, dass an diesem aktiven Tag die Werte bis zu einem Drittel niedriger ausfielen.

# TIPP

Als Minimalaktivität empfehlen die Mediziner den Dauersitzern: Nach 30 Minuten sitzender Tätigkeit sollten Sie vier Etagen Treppen steigen. Wenn Sie das konsequent beherzigen, schützen Sie ohne großen Aufwand höchst effektiv Ihre Gesundheit.

Leider ist es nicht nur der Arbeitsalltag, der uns zu Marathonsitzern macht. Vielmehr verbringen viele Deutsche auch ihre Freizeit bevorzugt im Sitzen, sei es zum Bücherlesen (41,7 Prozent), zum Musikhören (37,8 Prozent) oder zum Zeitunglesen (29,8 Prozent). Allerdings sind Spazierengehen (32,4 Prozent) oder Sport treiben (26,2 Prozent) sowie Gartenarbeit (24,5 Prozent) erfreulicherweise auch dabei.

## Bewegungsmangel als gesellschaftliches Phänomen

Der Zusammenhang von Bewegungsmangel und körperlichen Beschwerden wie Kurzatmigkeit, Schwitzen, Kreuz- und Gelenkschmerzen oder gar schweren Erkrankungen scheint den meisten Menschen gar nicht bewusst zu sein: So treiben 45 Prozent der deutschen Erwachsenen gar keinen Sport! Doch Bewegungsmangel schädigt die Gesundheit ähnlich stark wie das Rauchen! Wer hätte das gedacht? Er ist der wichtigste veränderbare (!) Risikofaktor für koronare Herzkrankheiten.

Die aktuellen Empfehlungen der Weltgesundheitsorganisation für ausreichend körperliche Aktivität – nämlich pro Woche etwa 2,5 Stunden – erreicht nur jeder Achte. Gleichzeitig aber fühlen sich viele Menschen dem Alltagsstress nicht mehr gewachsen. Sie möchten fit, gesund und schlank sein. Wie das gelingen kann, erfahren Sie ab Seite 56.

## ÜBERGEWICHT UND SEINE FOLGEN

Inzwischen ist hinlänglich bekannt, dass Übergewicht per se eine Gefahr für die Gesundheit darstellt. Folgen von Übergewicht können koronare Herzerkrankungen, Diabetes Typ 2, Bluthochdruck, Fettstoffwechselstörungen oder Atembeschwerden sein. Aber auch Rücken- und Gelenkschmerzen gehen häufig mit zu vielen Pfunden einher. Und sogar für Sexualhormonstörungen und bestimmte Krebserkrankungen an Gebärmutter, Brust, Prostata und Gallenblase haben dicke Menschen ein bis zu zweimal höheres Risiko.

Das Fatale ist, dass hierzulande immer mehr Menschen betroffen sind. In Deutschland sind mittlerweile 67 Prozent der Männer und 53 Prozent der Frauen übergewichtig. Als adipös gelten 23 Prozent der Männer und 24 Prozent der Frauen. Es wird höchste Zeit gegenzusteuern.

Dabei muss klar sein: Fett ist nicht gleich Fett. Je nachdem, wo es sich an unserem Körper ansammelt, bedeutet es ein unterschiedliches Gesundheitsrisiko. Wie sich das Fett beim Menschen verteilt, hat zwar auch genetische Gründe, hängt aber vor allem vom persönlichen Lebensstil ab. Ungesunde, einseitige Ernährung und der beschriebene Bewegungsmangel sind die Ursachen. Der einzige Weg, aus dieser gesundheitlichen Falle herauszukommen, ist gesunde Ernährung und regelmäßige körperliche Aktivität.

## Gesundheitskiller Nummer 1: Bauchfett

Es ist das Bauchfett, das dem Körper am meisten zu schaffen macht. Hier sitzen die größten Risikofaktoren. Bauchfett verursacht nicht nur zahlreiche schwerwiegende Erkrankungen, es senkt auch die Leistungsfähigkeit dramatisch.

Die Ernährungswissenschaft weiß inzwischen, dass der Bauchumfang mehr über mögliche gesundheitliche Risiken aussagt als das Körpergewicht. Denn über das Körpergewicht lässt sich der eigentliche Gesundheitskiller, das tiefe (viszerale) Bauchfett, nicht erfassen. Anders ist es mit dem Bauchumfang. Wenn er bestimmte Richtwerte überschreitet, steigt etwa in Kombination mit einer schwachen Muskulatur das Risiko von schweren Gefäß- und Stoffwechselerkrankungen. Auch die Volkskrankheit Diabetes Typ 2 ist eine Folge von zu viel Bauchfett. Weitere Folgen sind Bluthochdruck, Herzinfarkt, Schlaganfall und eben verschiedene Krebsformen.

Der Grund sind unterschiedliche Stoffwechselaktivitäten des am Bauch befindlichen Fettgewebes. Höchst aktiv sind dabei die Fettzellen (Adipozyten) im viszeralen Fett, das sich rund um die inneren Organe im Bauchraum ansammelt. Ihre Hauptaufgabe besteht eigentlich darin, Fett aus der Nahrung für schlechte Zeiten zu speichern. Ernährungsfehler wie übermäßiger Konsum von Zucker und tierischen Fetten wirken sich deshalb auf das tiefe Bauchfett besonders katastrophal aus.

Solange wir nur so viel essen, wie der Körper verbraucht, gibt es keine Probleme. Essen wir dagegen mehr, als der Körper verarbeiten kann, beginnt ein verhängnisvoller Kreislauf: Die Fettzellen werden größer und größer, der Bauchumfang wächst und damit das Gesundheitsrisiko: Über 80 Prozent aller Diabeteserkrankungen bei Männern korrelieren mit einem Bauchumfang von mehr als 94 Zentimetern.

Zudem haben Menschen mit einem großen Bauchumfang höhere Triglyceridwerte im Blut und weitere Blutwerte, die auf ein erhöhtes Diabetesrisiko oder auf eine größere Gefahr für Herz-Kreislauf- oder Gefäßerkrankungen hinweisen.

Doch das Fettgewebe der Bauchregion hat nicht nur die Aufgabe, Energie zu speichern, sondern auch Boten- und Entzündungsstoffe zu produzieren. Das heißt, die Hormonhochburg Bauchfett beeinflusst zahlreiche Stoffwechselprozesse – etwa die Funktionen der Leber und der Bauchspeicheldrüse. Aber auch das Gehirn und das Immunsystem werden von dort beeinflusst.

Genau darin liegt die große Gefahr, wenn der Bauchumfang den normalen Rahmen sprengt und übermäßig anwächst. (Ob Ihr Bauchumfang ein Gesundheitsrisiko birgt, erfahren Sie auf Seite 84.) Denn das daraus resultierende Ungleichgewicht im Hormonhaushalt bringt den gesamten Stoffwechsel durcheinander und fördert gleichzeitig entzündliche Prozesse im Körper. Die Folgen:

### FATALE FOLGEN

Wer gerade in mittleren Lebensjahren besonders viel Bauchfett ansetzt, hat ein höheres Risiko, an Alzheimer zu erkranken als normalgewichtige Altersgenossen oder Übergewichtige mit einer schlanken Taille.

## GEHEIMTIPP: MANDELN

Mandeln als Zwischenmahlzeit können helfen, das schädliche Bauchfett abzubauen. Im Rahmen einer US-Studie erhielten Teilnehmer mit hohem Cholesterinspiegel sechs Wochen lang 42 Gramm Mandeln als Zwischenmahlzeit – bei sonst cholesterinreduzierender Diät. Das Ergebnis: Die Mandelesser hatten weniger Bauchfett und einen deutlicher gesunkenen Cholesterinspiegel als die Gruppe ohne Mandeln.

Das Immunsystem wird überlastet, die Fettverbrennung behindert. Das bedeutet steigende Anfälligkeit für unterschiedliche Krankheiten und weitere Zunahme von Übergewicht. Ein Teufelskreis, aus dem Sie nur ausbrechen können, indem Sie gezielt abnehmen – und zwar mit gesunder energiearmer Ernährung, idealerweise kombiniert mit ausreichend Bewegung.

## Mit Bauch bewegt sich's deutlich schwerer

Mit einem zu großen Bauchumfang bleibt jedoch nicht nur die Gesundheit auf der Strecke. Vielmehr leidet auch die körperliche Leistungsfähigkeit. Wer schon seit längerer Zeit deutliches Übergewicht mit sich herumschleppt, kennt die Symptome: Kurzatmigkeit, Unbeweglichkeit, Passivität, Antriebslosigkeit, Unkonzentriertheit, Vergesslichkeit. Das liegt daran, dass andauerndes erhöhtes Körpergewicht die natürliche Ordnung des Organismus durcheinanderbringt. So etwas hat die Natur nun einmal nicht für die Menschheit vorgesehen.

Kein Wunder also, wenn sich die vielen extra Pfunde negativ auf die mechanische Funktionalität von Muskeln und Knochen auswirken. Ein Körper mit beispielsweise zehn Kilo Übergewicht muss ständig Mehrarbeit leisten, das ist so als würde er stets einen zehn Kilogramm schweren Rucksack mit sich herumtragen.

Es entsteht eine verständliche Unlust an Bewegung – und der Teufelskreis beginnt.

Denn je weniger Bewegung desto weniger Muskeln. Je weniger Muskeln desto weniger Leistungsfähigkeit und geringerer Energieverbrauch. Und je weniger Energieverbrauch bei hoher Energiezufuhr desto mehr Übergewicht und Bauchfett.

Daraus entstehen wiederum psychische Belastungen. Denn speziell Fettleibigkeit (Adipositas) führt zu psychischen Problemen wie Depressionen oder einem verminderten Selbstwertgefühl. Überdies geraten Übergewichtige leicht ins Abseits – sie werden häufig gemobbt und verspottet. Es ist für sie nicht nur schwerer, einen adäquaten Job zu bekommen, sondern auch einen Partner, Freunde oder ganz einfach nur modische Kleidung. Ihre Lebensqualität ist dadurch erheblich eingeschränkt.

## WENN SCHLAF UND ERHOLUNG AUSBLEIBEN

»Die Deutschen ein Volk der Schlecht- und Wenigschläfer.« »Deutschland schläft schlecht.« Die aktuellen Schlagzeilen zum Thema Schlafen und Regenerieren zeichnen ein deutliches Bild: Wir Deutschen sind eine chronisch unausgeschlafene Gesellschaft –

so die Schlafforschung. Die Menschen hierzulande schlafen durchschnittlich nur 7,15 Stunden pro Nacht. Das natürliche Schlafbedürfnis des Menschen liegt aber zwischen 7,5 und 8,5 Stunden – von Ausnahmen abgesehen.

Ein Großteil der Weltbevölkerung bringt es sogar auf nur knapp sieben Stunden. Besonders wenig schlafen die Japaner mit nicht einmal sechs Stunden. Die Schlafforschung geht davon aus, dass etwa 20 bis 30 Prozent der Menschen in den westlichen Industrienationen zu wenig Schlaf bekommen.

Doch nicht nur die Schlafdauer, auch die Schlafqualität lässt häufig zu wünschen übrig – und damit die so dringend notwendige Regeneration des Organismus.

Über 40 Prozent der deutschen Bevölkerung klagen, sie hätten Angst vor Schlaflosigkeit. Immerhin leidet jeder dritte bis vierte Bundesbürger immer wieder mal an Schlafprob-

## ARBEITNEHMER SCHLAFEN OFT SCHLECHT

Laut Gesundheitsreport 2017 haben Schlafstörungen bei Berufstätigen im Alter zwischen 35 und 65 Jahren seit 2010 um 66 Prozent zugenommen. Demnach mehrten sich Fehltage aus diesem Grund um rund 70 Prozent. Auslöser ist häufig Stress am Arbeitsplatz. Zu den Stress auslösenden Gedanken und Motiven gehören Perfektionismus, mangelnde Abgrenzung, hohe Selbsterwartung, Angst und Überforderung.

lemen – das heißt, sie können nicht richtig ein- und durchschlafen. Jeder Neunte schläft mehrmals die Woche schlecht. Bei fünf bis zehn Prozent der Bevölkerung sind die Störungen sogar so massiv, dass sie laut der deutschen Gesellschaft für Schlafforschung und Schlafmedizin DGSM unbedingt behandelt werden müssen. Denn je länger Schlafstörungen dauern, desto größer ist die Gefahr, dass sie chronisch werden.

Schlaf ist ein essenzieller Bestandteil und ein fundamentales Bedürfnis des Lebens. Ist er nicht in ausreichender Dauer und Qualität gewährleistet, läuft der Organismus nicht mehr rund.

Das hat in der Regel äußerst unerwünschte Folgen für den Körper. Denn anhaltender Schlafmangel und ein regelmäßig gestörter Schlaf haben signifikante negative Auswirkungen auf unsere Leistungsfähigkeit und Gesundheit. Sie reichen von permanenter Müdigkeit und erhöhter Infektanfälligkeit über Konzentrationsmangel bis hin zu Prozessen im Gehirn, die im Verdacht stehen, Demenzerkrankungen zu begünstigen. Das Gehirn reagiert nämlich extrem empfindlich auf Schlafentzug. Das spüren wir direkt nach einer schlechten Nacht an deutlichen Konzentrationsschwächen und einer geringeren Gedächtnisleistung.

Zu wenig Schlaf kann aber auch den Stoffwechsel verändern und damit zu einer reduzierten Insulinsensibilität führen – und das wiederum fördert sowohl Übergewicht als auch Diabetes Typ 2. Wer dauerhaft zu wenig schläft, riskiert außerdem Schlaganfall und Herz-Kreislauf-Erkrankungen, ist anfällig für Depressionen, aber auch für Darm- oder Brustkrebs.

Bereits nach einer Woche mit einem deutlichen Schlafdefizit von weniger als sechs Stunden Schlaf pro Nacht verändert sich die

Hormonlage, die beispielsweise zuständig ist für die Stressverarbeitung und die Entzündungshemmung.

## Gründe für schlechten und zu geringen Schlaf

Die Schlafforschung macht als Hauptverantwortlichen eindeutig chronischen Stress aus. Und der lässt sich mit entsprechenden Messverfahren an einem bestimmten Biomarker festmachen: dem Cortisolspiegel. Das Hormon Cortisol wird vermehrt bei anhaltendem Stress freigesetzt, aber auch bei Entzündungen oder einer Infektion. Eine erhöhte Ausschüttung von Cortisol ist somit die Reaktion des Körpers auf Dauerstress. Der über den Tag und die Nacht gemessene Cortisolspiegel gibt also verlässlich darüber Auskunft, ob wir entspannt oder gestresst sind – und jeweils in welchem Maß. Als sogenanntes Aktivitätshormon ist Cortisol morgens idealerweise möglichst reichlich vorhanden, wohingegen abends der Wert entsprechend niedrig sein sollte.

Bei dauergestressten und ausgebrannten Menschen sind diese Vorgänge deutlich gestört. Sie kommen aufgrund einer komplett aus dem Konzept geratenen Cortisolausschüttung morgens kaum aus dem Bett, sind mittags schon abgespannt und leiden abends unter totaler Erschöpfung. Zum Burnout ist es dann nicht mehr weit. Was verursacht den chronischen Stress der Bevölkerung? Die Ursachen sind in der Tat vielfältig. Von ständiger Erreichbarkeit und Überforderung durch stetig steigende Anforderungen im Arbeitsleben über Dauerbelastung aufgrund schlechter Vereinbarkeit von Beruf und Familie bis hin zum Trend permanenter Selbstoptimierung in Sachen Leistungsfähigkeit, Fitness, Attraktivität,

Gesundheit, Freizeitgestaltung oder Partnerschaft. Der Druck auf den Einzelnen wird immer größer – und dem Körper bleibt gar nichts anderes übrig, als darauf zu reagieren. Hinzu kommen weitere Faktoren, wie etwa der Konsum von Alkohol und Nikotin – sowohl im Allgemeinen als auch und vor allem kurz vor dem Schlafengehen –, Daueraktivitäten bis spät in die Nacht an Handy oder Laptop, zu viel Fernsehen und belastende familiäre Auseinandersetzungen am Abend, aber auch intensiver Abendsport.

## Die Schlafqualität ist das Entscheidende

Unter solchen Belastungen bis kurz vor dem Zubettgehen laufen die natürlichen Nachtphasen meist nicht so ab, wie es einem gesunden Schlaf zuträglich wäre. Nicht selten ist zumindest während der ersten von drei Schlafphasen das Regenerationssystem immer noch auf Stress geschaltet. Und das, obwohl man schläft!

Die Rede ist hier nicht von schlafgestörten Menschen, die lange nicht einschlafen können und wach liegen. Vielmehr geht es um »stressgestörte Schlafphasen«, in denen keine Regeneration stattfindet, obwohl sich der Betroffene im Tiefschlaf befunden hat.

Bei manchen Menschen kommt es sogar vor, dass zwei Nachtphasen von Stress gekennzeichnet sind. Und bei extrem erschöpften Personen kann unter Umständen keinerlei Erholung stattfinden, obwohl sie faktisch tatsächlich geschlafen haben. Das bedeutet, sie befanden sich zwar mehrere Stunden im Schlaf, wachen am Morgen aber auf, ohne dass sich ihr System regeneriert hat. Eine solche Belastung hält auf Dauer kein Organismus aus. Die Regeneration des Systems ist überlebenswichtig.

# GENUSSGIFTE: VON ALKOHOL BIS TABAKRAUCH

Die Situation in Deutschland ist besorgniserregend: Experten schätzen, dass hierzulande pro Jahr zwischen 42 000 und 74 000 Menschen an den Folgen ihres Alkoholkonsums sterben. Davon lässt sich etwa ein Viertel allein auf den Alkohol zurückführen und drei Viertel auf den Konsum von Alkohol gemeinsam mit Nikotin. Der Verlust an Lebensjahren ist in diesem Zusammenhang immens. Denn das durchschnittliche Sterbealter liegt allein bei alkoholbedingten Erkrankungen mit etwa 61 Jahren fast 17 Jahre unter dem durchschnittlichen Sterbealter.

## Bier, Wein & Co. – alles andere als harmlos

Obwohl die Verbrauchszahlen für Alkohol in Europa seit fast 40 Jahren kontinuierlich sinken, liegt Deutschland mit einem Pro-Kopf-Konsum von über zehn Litern Reinalkohol pro Jahr (!) – das sind rund 200 Liter Bier oder 85 Liter Wein – auf einem negativen internationalen Spitzenplatz. Dabei trinken Männer fast doppelt so viel Alkohol wie Frauen. Außerdem geben 4,4 Prozent der Männer an, sich mindestens einmal wöchentlich stark zu betrinken. Bei den Frauen sind es 1,7 Prozent.

Alkoholexzesse mit akuter Überdosierung wirken extrem störend auf das Herz-Kreislauf-System. Die Folgen können lebensbedrohliche Herzrhythmusstörungen oder Entgleisungen des Blutdrucks sein. Besonders Personen mit Bluthochdruck (Hypertonie) wird deshalb ein weitgehender Verzicht auf Alkohol empfohlen. Für starke Trinker könnte der erste Schritt für eine erfolgreiche Hypertonie-Therapie sein, pro Tag den Alkoholkonsum auf zwei oder weniger Drinks zu reduzieren.

Die gesundheitlichen Folgen sind aber noch weitreichender, denn als starkes Zellgift kann Alkohol bei übermäßigem Genuss den gesamten Organismus schwer schädigen. So führen beispielsweise 30 Gramm Alkohol täglich – das sind 750 ml Bier (5 % vol.) oder 312 ml Wein (12 % vol.) beim Mann zu erhöhtem Blutdruck, bei Frauen bereits

## SUCHT UND STERBLICHKEIT

Drogen- und Alkoholmissbrauch führen laut GBD- (Global Burden of Disease) Studie, der weltweit größten Bestandsaufnahme zur globalen Gesundheit mit Daten aus 195 Ländern und Regionen, weltweit immer häufiger zu frühzeitigem Tod. Die Zahlen zeigen erschreckend deutlich: In nur zehn Jahren ist die Sterblichkeit infolge von Suchterkrankungen um 11,5 Prozent gestiegen! Vor allem der Konsum von Amphetaminen, Kokain und Opioiden verkürzt das Leben vieler Menschen. Besonders betroffen von Drogenmissbrauch sind unter anderem die USA und Russland, aber auch europäische Länder wie Schottland oder Norwegen. In Dänemark, Finnland und vielen Ländern Osteuropas sterben dagegen überproportional viele Menschen an den Folgen des Alkohols.

20 Gramm täglich – das sind 500 ml Bier (5 % vol.) oder 208 ml Wein (12 % vol.). Wer regelmäßig täglich noch mehr Alkohol konsumiert, riskiert Schäden an sämtlichen Organen (insbesondere Leber, Magen und Gehirn) und eine Atherosklerose (Arterienverkalkung und -verhärtung), die zur koronaren Herzerkrankung führen kann, mit Gefahr eines Herzinfarkts.

Was nur einer von zehn Befragten weiß: Alkohol kann auch die direkte Ursache für verschiedene Krebsarten sein, nämlich Mund- und Rachenkrebs, Kehlkopfkrebs, Speiseröhrenkrebs, Leberkrebs, Darmkrebs sowie Brustkrebs. Dafür hat die Wissenschaft mittlerweile ausreichend Beweise aus zahlreichen Studien. Die Verknüpfung von Alkohol und der Entstehung von Krebs ist abhängig von der Dosis, wobei sie bereits bei geringem und moderatem Alkoholkonsum nachweisbar ist.

Der Zusammenhang ist für die verschiedenen Krebsarten unterschiedlich ausgeprägt, beispielsweise ist er stark für den oberen Verdauungsapparat (Mund, Rachen, Kehlkopf, Speiseröhre). Für diesen Bereich gibt es bei einem täglichen Konsum von 50 Gramm Alkohol – das sind 1250 ml Bier oder 520 ml Wein – im Vergleich zu Personen, die keinen Alkohol trinken, ein relativ erhöhtes Risiko um das Vier- bis Siebenfache. Geringer fällt das Risiko für den Darm, die Leber oder die weibliche Brust aus.

Eine englische Studie hat gezeigt, dass Frauen mit einem wöchentlichen Alkoholkonsum von etwa 1,75 bis 3,5 Liter Bier oder 0,75 bis 1,5 Liter Wein bereits ein um rund 5 Prozent erhöhtes Krebsrisiko haben im Vergleich zu Personen, die weniger als 0,5 Liter Bier oder 0,2 Liter Wein pro Woche zu sich nehmen. Insbesondere das Risiko an Brustkrebs zu erkranken, steigt.

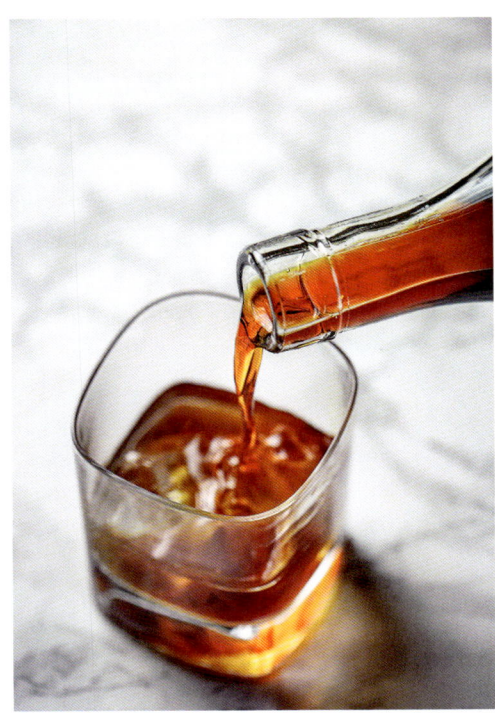

Alkohol ist Gift für die Zellen und kann den gesamten Organismus schwer schädigen.

## Rauchen – höchste Alarmstufe für die Gesundheit

In Deutschland rauchen über 34 Prozent der Männer und gut 29 Prozent der Frauen – ein Spitzenplatz in Europa. Die Folgen sind fatal. Denn Rauchen zählt zu einer der größten Gefahren für die Gesundheit und damit für frühzeitiges Altern.

Im Jahr 2015 starben weltweit 6,4 Millionen Menschen an den Folgen des Rauchens – das sind jährlich 289 000 mehr als vor zehn Jahren. Und das, obwohl die meisten westlichen Staaten inzwischen deutlich strengere Gesetze haben und die Gesellschaft noch nie besser über die gesundheitsschädlichen Effekte von Tabakkonsum aufgeklärt war. Während die Konsequenzen übermäßigen Alkoholkonsums häufig jahre- und jahrzehntelang unbemerkt bleiben, sind die Auswirkungen des Rauchens fast immer offensichtlich. Man sieht und hört langjährigen Rauchern ihren Nikotinkonsum einfach an: an Haut, Haaren, Nägeln, Augen, Stimme. Ganz zu schweigen davon, wie es im Körperinnern – vor allem in der Lunge – aussieht. Tabakbedingte Erkrankungen sind demnach Asthma, Lungenentzündung, Bronchitis und im schlimmsten Fall Lungenkrebs. Und die Wahrscheinlichkeit steigt, je länger und je mehr man pro Tag raucht. Dabei belastet tatsächlich jede einzelne Zigarette. Bereits zwei bis vier Zigaretten am Tag potenzieren die Gefahr für die rauchertypischen Erkrankungen.

Das Schlimme ist, dass der Qualm von Zigaretten das natürliche Zellwachstum und damit die Selbstheilungsprozesse in der Lunge blockiert, was zur chronisch obstruktiven Lungenerkrankung (COPD) führen kann. Dabei verengen sich die Bronchien und schränken die Lungenfunktion ein. 90 Prozent aller an COPD erkrankten Menschen sind (ehemalige) Raucher. Hinzu kommt, dass Rauchen und das Einatmen von Zigarettenrauch das Asthmarisiko erhöhen. Tabakrauch reizt die Lunge und verschlechtert auch ein bereits bestehendes Asthma.

Außerdem gehört konsequenter Tabakkonsum zu einem der wichtigsten Risikofaktoren für Herz-Kreislauf-Erkrankungen. Zu diesen zählen Herzinfarkt und Schlaganfall ebenso wie ein Raucherbein aufgrund von fortschreitender Gefäßverkalkung. Der schleichende Prozess der Atherosklerose entwickelt sich über die Jahre hinweg, dabei verengen sich die Blutgefäße durch Ablagerungen von Plaques und verlieren ihre Elastizität und Geschmeidigkeit erheblich schneller als im Normalfall.

Raucher sollten sich auch darüber im klaren sein, dass das mit jeder Zigarette inhalierte Kohlenmonoxid die Sauerstoffaufnahme im Blut erschwert. Die Folge ist eine Unterversorgung des Gewebes, was zu Gewebeschäden und Schmerzen führen kann. Zudem verändert Nikotin die Zusammensetzung des Bluts, sodass es schwerer fließt und schneller gerinnt. Deshalb können sich leicht Blutgerinnsel bilden und in der Folge kann sich die Gefahr eines Herzinfarkts oder Schlaganfalls exorbitant erhöhen.

Raucher werden zudem leichter krank, weil das Zellgift Nikotin das Immunsystem schwächt. Das zeigt sich daran, dass sich in »Raucherblut« weniger Eiweißstoffe befinden, die der Körper zur Abwehr schädlicher Substanzen bildet. Das ist der Grund, warum Raucher häufiger Lungenentzündungen

## WARUM AUCH PASSIVRAUCHEN SCHADET

Der Qualm einer Zigarette teilt sich in Hauptrauch, der direkt am Mundstück entsteht, und in Nebenrauch, der sowohl am Mundstück als auch am brennenden Ende der Zigarette entsteht. Beide unterscheiden sich zwar in ihrer chemischen Zusammensetzung, beide enthalten jedoch Schadstoffe, deren Konzentration im Nebenrauch teilweise sogar höher ist. Ein Nichtraucher, der mit einem Raucher zusammenlebt, hat aus diesem Grund ein um 30 Prozent erhöhtes Risiko für Herz-Kreislauf-Erkrankungen.

und Blutvergiftungen bekommen als Nichtraucher und warum ihre Wunden sich öfter entzünden und schlechter verheilen.

Auch die äußere Erscheinung leidet: Raucher haben mehr Falten und meist graue und blasse Haut. Das liegt daran, dass der Nikotinkonsum die Zellerneuerung der Haut durch eine schlechtere Durchblutung beeinträchtigt. Darum haben Raucher auch häufig kalte Hände. Eine Zigarette genügt, um den Blutfluss über eine Stunde lang zu reduzieren. Und weil zudem der Aufbau von Kollagen, das für die Elastizität der Haut sorgt, verlangsamt wird, ist die Haut eines Rauchers schlaffer und faltiger als die von Nichtrauchern.

Die giftigen Substanzen des Tabaks schädigen zudem die Mundschleimhäute und haben so beispielsweise entzündetes Zahnfleisch und Parodontitis zur Folge, was zu vorzeitigem Zahnverlust führen kann. Nikotin verfärbt außerdem die Zähne.

Zu allem Übel kommen auch noch Probleme mit den Augen hinzu, weil Rauchen die Zellen der Netzhaut schädigt.

Vieles was hier gesagt wird, haben Sie sicher schon gewusst. Das eine oder andere aber vielleicht noch nicht. Jedenfalls verwundert es Sie jetzt sicher nicht mehr, dass Rauchen von allen »schlechten Angewohnheiten« die meisten guten Lebensjahre kostet – noch vor anderen Risikofaktoren wie Alkoholkonsum, ungesunde Ernährung, Übergewicht oder Bewegungsmangel.

Wer also sowohl raucht als auch übermäßig viel Alkohol trinkt und das Ziel hat, mehr gesunde Jahre für sich zu gewinnen, fängt am besten heute noch an, sich das Rauchen und das Trinken abzugewöhnen. Eine Lebensstilveränderung in diesem Bereich ist gewiss nicht einfach, aber sie lohnt sich. Beachten Sie unsere Anregungen auf Seite 70.

## Kaffee – nicht nur ein Muntermacher

Zum Wohle Ihres Herzens und Ihrer Blutgefäße sollten Sie außerdem den Genuss von Kaffee nicht übertreiben. Denn übermäßige Kaffeetrinker haben ein linear mit dem Konsum steigendes Risiko, an Bluthochdruck zu erkranken und über kurz oder lang einen Herzinfarkt zu erleiden. Der Zusammenhang wird vor allem bei einem täglichen Konsum ab vier Tassen deutlich. Menschen, die genetisch bedingt Koffein sehr langsam verstoffwechseln, laufen zudem Gefahr, einen Prä-Diabetes zu entwickeln – also erhöhte Blutzuckerwerte als Vorstadium zum Diabetes. Das gilt jedoch nicht nur für die »schweren« Kaffeetrinker, die mehr als vier Tassen pro Tag trinken, sondern ebenso für »moderate«, die ein bis drei Tassen täglich konsumieren.

### TIPP

Um herauszufinden, ob Kaffee Ihre Gesundheit beeinträchtigt, sollten Sie regelmäßig Ihren Blutdruck checken und für eine gewisse Zeit Ihre Selbstwahrnehmung trainieren. Beobachten Sie aufmerksam, ob und wie sich Ihr Wohlbefinden nach dem Genuss von Koffein verändert. Außerdem empfehlen wir, auch einmal ein bis zwei Wochen komplett auf Kaffee zu verzichten. Dann erleben Sie den Unterschied von »mit« zu »ohne« und können bei negativem Koffeineffekt mit Verzicht oder Reduktion reagieren.

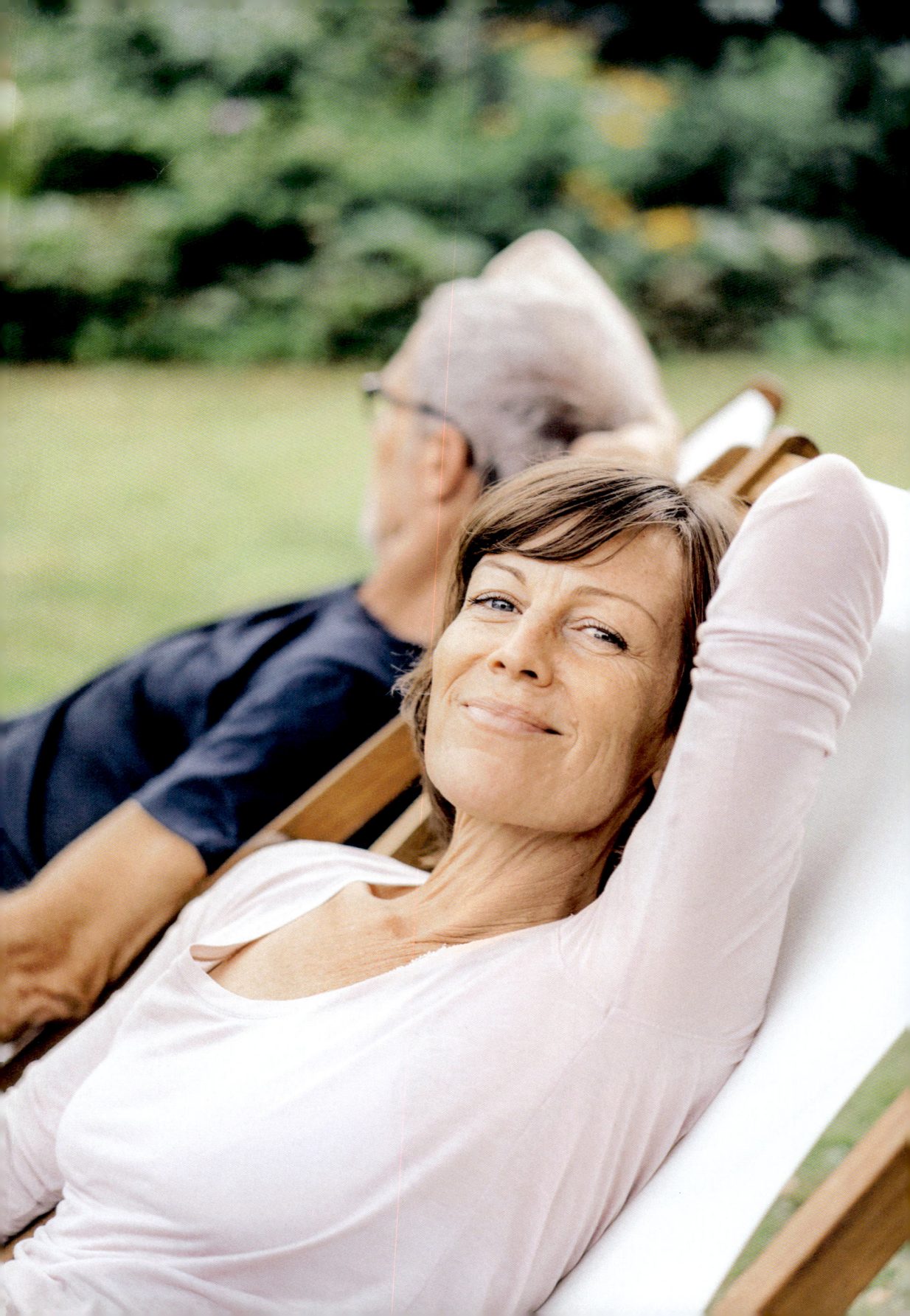

# WAS SCHENKT UNS DIE MEISTE LEBENSQUALITÄT?

Einen gesunden Lebensstil kann jeder
führen – und das mit relativ geringem Aufwand.
Dazu bedarf es natürlich einer gewissen Bewusstheit und
Selbstverantwortung. Doch wer in allen Lebensbereichen ein
wenig mehr auf sich achtet als bisher, tut schon sehr viel für
das eigene Wohlbefinden und für »mehr gute Jahre«.

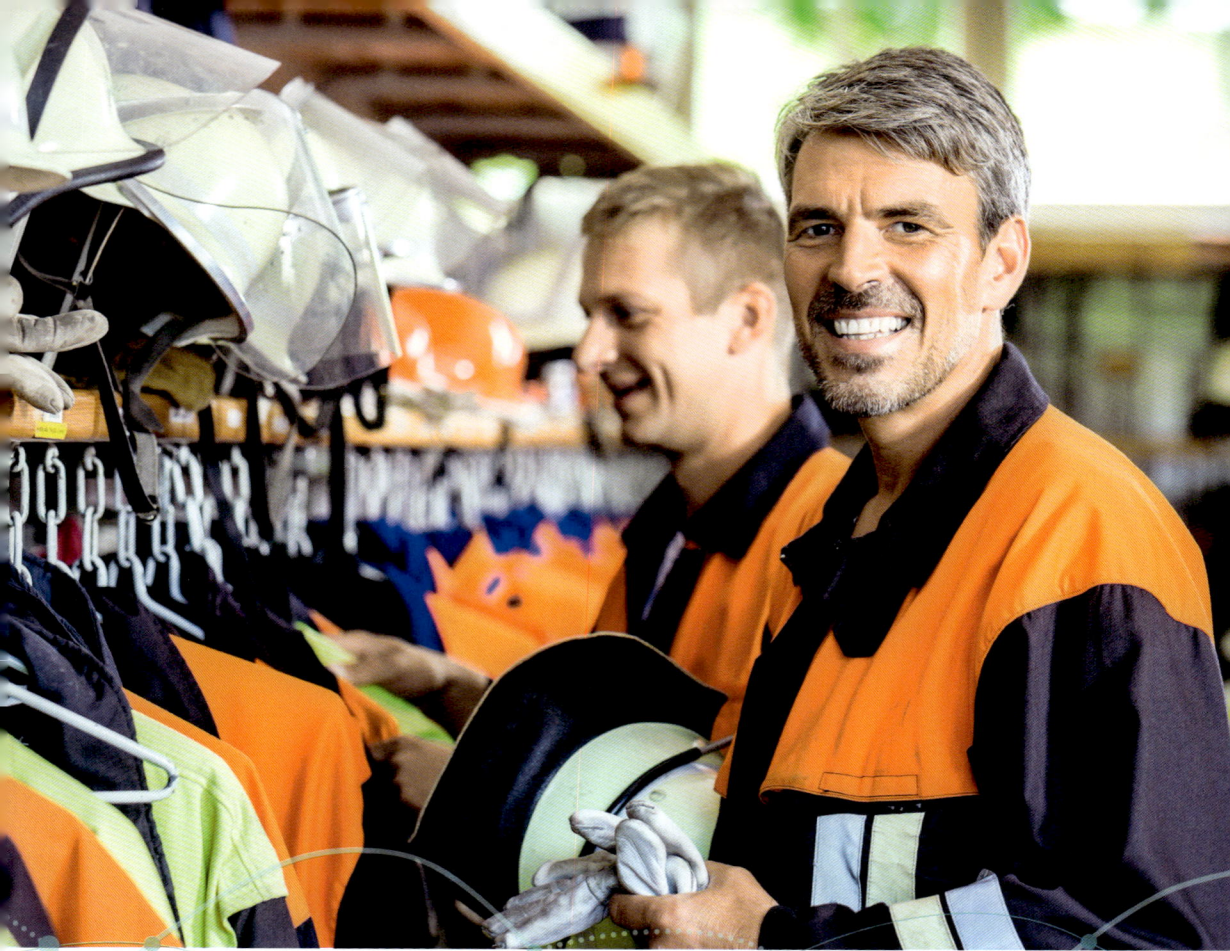

# POSITIVER STRESS
## UND RESILIENZ

In welcher mentalen Verfassung hat der Mensch die größten Chancen, gesund zu altern und damit die beste Voraussetzung, seine zweite Lebenshälfte in guter Lebensqualität zu verbringen? Im Rahmen unseres Konzepts streben wir einen »Zustand des allgemeinen Wohlbefindens an, in dem ein Mensch seine Fähigkeiten ausschöpfen, die täglichen Belastungen bewältigen und produktiv etwas zur Gemeinschaft beitragen kann« – wie die Weltgesundheitsorganisation den Zustand »psychischer Gesundheit« beschreibt. Und der Dachverband der Betriebskrankenkassen formuliert es so: »Die psychische Gesundheit ermöglicht uns, das Leben zu genießen und gleichzeitig Schmerzen, Enttäuschungen und Unglück zu überwinden. Sie ist eine positive Lebenskraft und ein tiefer Glaube an unsere eigene Würde und unseren Selbstwert.« Das klingt doch erstrebenswert! Die Frage ist, wie wir diesen Zustand am besten erreichen können.

## STRESS IST NICHT GLEICH STRESS

Lassen Sie uns zunächst über eine wirkungsvolle Stressbewältigung sprechen. Dafür ist es wichtig zu wissen, dass es nicht nur den negativen Stress (Disstress), sondern auch einen positiven, den sogenannten Eustress gibt. Er wirkt sowohl stimulierend als auch motivierend und ist dadurch geprägt, dass wir uns dabei zwar anstrengen müssen, diese Anstrengung aber direkt zu Erfolg und Belohnung führt – vor allem im emotionalen Sinn. So ist es beispielsweise bei Bühnenschauspielern oder Musikern, die vor ihrem Auftritt unter Lampenfieber leiden, dann aber großen Beifall von ihrem Publikum bekommen und daraus eine tiefe Zufriedenheit entsteht. Oder bei Menschen, die viel Arbeit und Mühe in Kauf nehmen, um eine große Party zu organisieren. Die Vorfreude auf das positive Ereignis nimmt der Anstrengung den negativen Effekt auf den Organismus – obwohl die biochemischen Abläufe im Körper genau die gleichen sind wie beim Disstress.

### ANTISTRESSOR ACHTSAMKEIT

Achtsamkeit erfordert ein gewisses Maß an Konzentration: Konzentration darauf, Gedanken und Gefühle einfach vorbeiziehen zu lassen. Das ist Übungssache. Doch wem es gelingt, »nur« wahrzunehmen ohne zu werten oder direkt zu reagieren, wird mit Gelassenheit belohnt.

Erfreulicherweise können wir mental Einfluss darauf nehmen, ob wir eine Situation als eher stark oder weniger belastend empfinden. Das gilt vor allem für Menschen mit Hang zum Perfektionismus oder der Neigung, sich permanent zu verausgaben. Sie können lernen, ihren vormals erhöhten Anspruch auf »Normalmaß« zu reduzieren und sich selbst nicht übermäßig unter Druck zu setzen. Dann wird die durch Stress sehr wohl notwendige Aktivierung des Organismus zwar als herausfordernd, aber eben positiv empfunden. Das passiert vor allem dann, wenn man sich der jeweiligen Situation gewachsen fühlt beziehungsweise sich der Aufgabe freiwillig gestellt hat.

## EINE AUSZEIT VOM ALLTAGSTRUBEL

Ganz wichtig für die Stressbewältigung ist zudem – auch bei empfundenem Eustress –, sowohl dem Körper als auch der Psyche immer wieder ausgleichende Ruhezeiten zu gönnen. Abgesehen davon, dass dies zur allgemeinen Entspannung beiträgt, hat eine ausreichende Erholung die so wichtige Aufgabe, dafür zu sorgen, dass sich die direkte Auswirkung von Stress – über das autonome Nervensystem, über Hormone und eine veränderte Immunantwort – auf unsere Gefäße und Organe mindert.

Sich dafür eine feste Auszeit vom Alltagstrubel zu nehmen, hat rein gar nichts mit Faulheit oder mit Arbeitsscheu zu tun. Vielmehr kümmern Sie sich eigenverantwortlich darum, dass Ihre Leistungskraft in Beruf und Familie erhalten bleibt, wenn Sie einfach einmal nichts tun. Nehmen Sie sich möglichst zweimal täglich eine halbe Stunde dafür Zeit, das bewirkt schon einiges.

# KRISENFÄHIG DURCH RESILIENZ

Eine extrem wichtige Eigenschaft, um mit Enttäuschungen, Konflikten, Verlusten, Niederlagen oder Überforderung sowie allgemeinem wie auch emotionalem Stress umzugehen, ist die Resilienz. Damit ist die innere Stärke eines Menschen gemeint, die es ihm ermöglicht, jegliche Art von Krisen mehr oder weniger unbeschadet zu bewältigen. Sie lässt sich auch als seelische Widerstandskraft bezeichnen, mit der damit ausgestattete Menschen sich nicht von widrigen Lebensumständen, Krisen und Belastungen unterkriegen lassen, sondern daran wachsen. Sie fühlen sich dann weniger hilflos und können damit besser umgehen, weil sie durch Rückgriff auf persönliche und sozial vermittelte Ressourcen die Fähigkeit besitzen, sie als Anlass für ihre persönliche Entwicklung zu nutzen. Das heißt, resiliente Menschen erleben Belastungen eher als Herausforderung und weniger als unlösbare Krise oder unüberwindbares Problem. Das bedeutet allerdings nicht, dass innere Stärke vor Verzweiflung oder vor starkem Stressempfinden schützt. Der Unterschied zu nicht resilienten Menschen besteht aber darin, dass sie sich von hohen Belastungen oder Fehlschlägen schneller wieder erholen, weil sie sich nach einer gewissen Zeit ihrer Stärken und Fähigkeiten besinnen. Und am Ende die Krise als eine Chance zur Veränderung annehmen, um an den Herausforderungen zu wachsen.

Resilienz ist nicht angeboren. Seelische Widerstandskraft entsteht vielmehr durch positive Erfahrungen in der Kindheit. Das heißt, erfahren wir beispielsweise Sicherheit und Zuverlässigkeit durch enge emotionale Bindung und werden wir angenommen, wie wir

## POSITIV DENKEN

Weil belastender Stress im Kopf entsteht, kann der Mensch lernen, besser damit umzugehen. Das erfordert zwar einiges an Übung, doch wer seine Gedanken gezielt positiv beeinflussen kann, hat in belastenden Situationen den Vorteil, Ruhe zu bewahren und gelassener mit Herausforderungen umzugehen. Eine wesentliche Voraussetzung dafür ist weniger Perfektionismus.

sind, können wir dadurch ein gesundes Selbstbewusstsein entwickeln. Zeigt uns zudem unser soziales Umfeld, wie man konstruktiv mit Problemen und Konflikten umgeht, entwickelt sich ebenso ein starkes Sicherheits- und Selbstwertgefühl.

Das ist das Fundament, um sich zunächst als Heranwachsender und später als Erwachsener eine entsprechende Widerstandsfähigkeit zu erarbeiten, die den Widrigkeiten des Lebens trotzen kann. Dazu gehört es, ein paar Eigenschaften, über die jeder Mensch von Haus aus verfügt, zu stärken und bewusst anzuwenden: Flexibilität, Zuversicht, Humor, ehrliche Selbsteinschätzung, Kreativität und nicht zuletzt die Fähigkeit, sich jemandem anzuvertrauen.

## Negative Denkmuster ablegen

Häufig sind es jedoch alte Denkmuster, die uns daran hindern, die notwendige Resilienz zu entwickeln. Dazu gehören beispielsweise Einstellungen wie diese:

- Das Leben ist hart und ungerecht.
- Ich kann das nicht.
- Ich bin ein Versager.
- Ich kriege nichts auf die Reihe.
- Die anderen sind mir überlegen.
- Viele haben etwas gegen mich.
- Man will mir etwas wegnehmen.

Sich von solchen »schwächenden« Glaubenssätzen zu trennen, ist nicht leicht. Dazu bedarf es großer Achtsamkeit und Aufmerksamkeit, um sich immer wieder an die eigene Nase zu fassen und bewusst umzudenken. Machen Sie sich also klar, welche Denkmuster es genau sind, die Sie daran hindern, sich zu freuen und zufrieden mit sich zu sein. Ist es zum Beispiel der Glaubenssatz »Ich kriege nichts auf die Reihe«, dann suchen Sie sich in konkreten Lebenssituationen den Beweis, dass er seine Gültigkeit verloren hat.

Achten Sie also speziell auf jene Ereignisse und Erfahrungen, die Ihnen zeigen, dass Sie etwas geschafft haben und bei denen Ihnen etwas gelungen ist. Hilfreich ist es zum Beispiel, ein Tagebuch darüber zu führen. Schreiben Sie jeden Abend Ihre kleinen und großen persönlichen Erfolge nieder. Mit dieser veränderten Aufmerksamkeit öffnen Sie sich quasi für Erfolge und holen sich bewusst mehr davon in Ihr Leben.

## Resilienz lässt sich trainieren

Stärken Sie Ihre innere Widerstandsfähigkeit und damit Ihr Selbstbewusstsein immer wieder aufs Neue. Folgende Haltung kann Ihnen dabei helfen:

- Akzeptieren Sie die aktuelle Situation: Sehen Sie sich nicht als hilfloses Opfer voller Selbstmitleid, sondern betrachten Sie die stressgeplagte Zeit vielmehr als besondere Herausforderung, Ihren Umgang mit Zeit und Energie zu überdenken und gegebenenfalls zu optimieren.
- Übernehmen Sie Selbstverantwortung: Fragen Sie sich, welchen Anteil Sie an Ihrer Situation haben und ändern Sie entsprechend Ihre Einstellung (Perfektionismus?) und Ihr Verhalten (Passivität?).
- Finden Sie Lösungen: Es gibt immer Möglichkeiten, sein Leben aktiv wieder in den Griff zu bekommen. Überlegen Sie, wo Sie immer wieder in dieselbe (Zeit-)Falle tappen und was Sie dagegen tun können.
- Bleiben Sie optimistisch: Das gelingt, wenn Sie Krisenzeiten nicht als grundsätzliches Lebensgefühl verstehen, sondern als zeitlich begrenzte, überwindbare Situation, auf deren Ausgang Sie auch selbst einen gewissen Einfluss haben.

## Das Leben in die eigene Hand nehmen

Ein großes Problem für Menschen, die bereits längere Zeit unter Dauerdruck stehen und es kaum schaffen, aus dem sie verzehrenden Hamsterrad oder der sie niederdrückenden Krisensituation auszubrechen, ist ein Gefühl des Versagens beziehungsweise der Glaubenssätze: »Ich kann es nicht.« – »Ich bin nicht gut genug.« Dann fehlt natürlich jedes Selbstvertrauen, um das Schicksal in die eigene Hand zu nehmen.

Wir zeigen Ihnen einen Weg aus diesem Teufelskreis. In diesem Buch finden Sie die praktische Anleitung, wie Sie Ihr Wohlbefinden und Ihre individuelle Lebensqualität durch einen gesunden Lebensstil zu Ihrem persönlichen Projekt machen. Dafür steht der Vier-Punkte-Plan aus individueller Standortbestimmung, zukunftsgerichteter Zielsetzung, guter Planung und konkreter Umsetzung (siehe Seite 71).

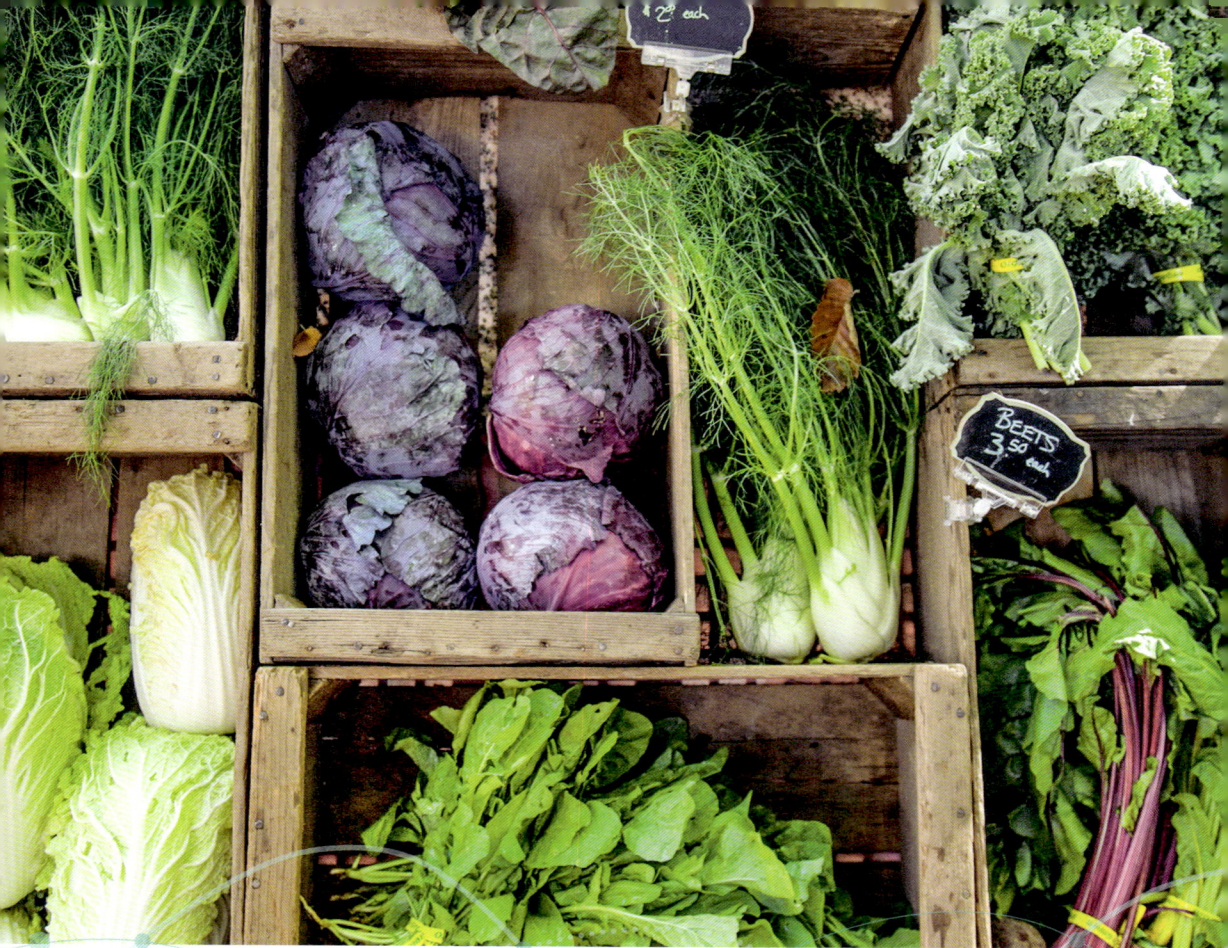

# ESSEN SIE SICH FIT UND GESUND

**W**ussten Sie, dass Sie Ihre Gesundheit mit Essen schützen können? Das liegt nicht nur daran, dass uns viele Lebensmittel – auf Dauer genossen – krank machen, und wenn wir darauf weitestgehend oder ganz verzichten, wir automatisch etwas für unsere Gesundheit tun. Es liegt insbesondere daran, dass zahlreiche Nahrungsmittel aktiv und präventiv den Organismus schützen – etwa vor schädigenden Umwelteinflüssen wie Feinstaub, Pestiziden und UV-Strahlen – und seine Funktionen fördern. In diesem Kapitel erfahren Sie, welche Lebensmittel Ihnen schaden oder zumindest nicht guttun und welche Ihnen nützen. Denn das Wissen über die Wirkweise der verschiedenen Nährstoffe steht am Anfang einer bewussten und gesundheitsfördernden Ernährung. Das ist ein weiterer entscheidender »Pflasterstein« auf dem Weg zur Lebensstiloptimierung im Sinne einer hohen Lebensqualität.

Der Bad Wörishofer »Wasserdoktor« Pfarrer Sebastian Kneipp brachte eine gesunde Ernährung schon vor über 130 Jahren auf den Punkt: »Mehr von der Pflanze, weniger vom Tier.« Im Rahmen seines ganzheitlichen Gesundheitskonzepts setzte er also auf reichlich Gemüse und Obst und empfahl eine »einfache und nahrhafte Kost«.

Übersetzt ins Heute bedeutet das nichts anderes, als selbst zu kochen und frische, unverarbeitete, regionale Zutaten zu verwenden. Die entscheidende Frage lautet nun: Sind Sie es sich wert, ausreichend Zeit in die Zubereitung guten Essens zu investieren? Um Sie davon zu überzeugen, dass Sie diese Frage unbedingt mit Ja beantworten sollten, zitieren wir einen weiteren »großen Mann der Gesundheit«. Hippokrates, Begründer der wissenschaftlichen Medizin, lehrte vor 2 500 Jahren: »Eure Lebensmittel sollen Eure Heilmittel sein, Eure Heilmittel sollen Eure Lebensmittel sein.«

Ohne dass man etwas über Energiedichte, Ballaststoffe, einfach und mehrfach ungesättigte Fettsäuren oder Vitamine wusste, lautete schon damals die klare Aussage: Wer sich hauptsächlich von pflanzlichen Lebensmitteln ernährt, ist leistungsfähiger, lebt gesünder und länger.

## SEKUNDÄRE PFLANZENSTOFFE

Beruhte früher das Wissen eher auf Intuition und Beobachtung, beweisen inzwischen zahlreiche Studien, dass eine Kost aus viel Gemüse entscheidend zu mehr Wohlbefinden, aber vor allem zu besserer Gesundheit und Fitness beiträgt und uns helfen kann, Übergewicht, Diabetes und Herz-Kreislauf-Erkrankungen vorzubeugen.

Was hat es mit den sekundären Pflanzenstoffen auf sich, die wir ausschließlich über den Verzehr von Gemüse und Obst bekommen? Hinter diesem Oberbegriff verbergen sich mehr als 30 000 verschiedene Substanzen, die nur von Pflanzen gebildet werden – etwa als Schutz- oder Abwehrstoffe gegen Schädlinge, als Farb-, Duft- oder Lockstoffe und als pflanzeneigene Hormone.

Die sekundären Pflanzenstoffe erfüllen wichtige Schutzfunktionen im menschlichen Körper. Sie stärken unser Immunsystem, indem sie Krankheitserreger abtöten und den Organismus vor zellschädigenden freien Radikalen schützen. Man spricht in diesem

### FREIE RADIKALE

Freie Radikale sind hochaggressive Sauerstoffmoleküle, die bei allen Stoffwechselvorgängen entstehen und normalerweise problemlos neutralisiert werden, und zwar von sogenannten Antioxidantien, die wir mit unserer üblichen Nahrung aufnehmen. Essen wir zu wenig davon, können unsere Zellen dauerhaft geschädigt oder zerstört werden. Das gilt ebenso, wenn wir zu häufig und zu intensiv den Ursachen der Radikalentstehung ausgesetzt sind. Zu diesen gehören: Sonnenbestrahlung (UV-Licht), Abgase, Röntgenstrahlung, Nikotin, Extremsport, Zusatzstoffe in stark verarbeiteten Lebensmitteln oder angebranntes Fleisch.

Zusammenhang auch von antiinflammatorischer (entzündungshemmender) Kost. Sekundäre Pflanzenstoffe haben außerdem eine antikanzerogene Wirkung. Sie zerstören zum Beispiel krebsauslösende freie Radikale, greifen Zellen bösartiger Tumore an oder können Lungenkrebs und Tumore in ihrem Wachstum behindern.

Das Leistungsvermögen sekundärer Pflanzenstoffe ist also mehr als beeindruckend! Das sollte Sie davon überzeugen, möglichst viele pflanzliche Lebensmittel auf Ihren Speiseplan zu setzen – und sie auch möglichst frisch zuzubereiten. Denn nur dann enthalten sie all diese wichtigen Substanzen – zu denen natürlich auch Vitamine, Mineralstoffe oder Spurenelemente gehören.

## GUTE FETTE – BASIS FÜR GESUNDE ERNÄHRUNG

Wenn Sie sich eine Mahlzeit frisch zubereiten, sollten Sie wissen, welche Fette Sie am besten verwenden, um Ihrem Organismus den größten Gefallen zu tun. Es sind vor allem die pflanzlichen Fettlieferanten, die Ihnen nicht nur die nötige Energie für höchste körperliche Leistungsfähigkeit liefern, sondern die gleichzeitig besonders gesund sind und Sie vor Krankheiten schützen können. Ihre Aufgaben im menschlichen Körper sind äußerst komplex – und lebensnotwendig. Deshalb dürfen Fette in unserer Ernährung nicht fehlen. So sind sie beispielsweise dafür verantwortlich, dass unser Organismus die fettlöslichen Vitamine A, D, E und K aufnehmen kann, außerdem werden sie gebraucht, damit Enzyme und Hormone ihre Arbeit leisten. Ohne Fette würden also wichtige Körperprozesse wie der menschliche Stoffwechsel nicht funktionieren. Ganz

zu schweigen von ihrer Aufgabe als Energiegeber. Kein Nährstoff liefert mehr Energie als Fett – und zwar mit 9 kcal pro Gramm doppelt so viel wie Kohlenhydrate oder Eiweiß mit jeweils »nur« 4 kcal pro Gramm. So gesehen trägt Fett in bedeutendem Maß zur allgemeinen Fitness und Leistungsfähigkeit des Körpers bei.

## Bei diesen Fetten dürfen Sie zugreifen

Das können natürlich nur »gute« Fette leisten. Die Qualität eines Fetts im Sinne einer gesunden und leistungssteigernden Wirkung auf den menschlichen Organismus wird daran gemessen, ob es vor allem gesättigte oder ungesättigte Fettsäuren enthält. Dabei sind es vornehmlich die ungesättigten Fettsäuren, die uns nützen. Sie unterteilen sich wiederum in die einfach und in die mehrfach ungesättigten Fettsäuren, die hervorragende Arbeit leisten, indem sie etwa durch den Abbau von Cholesterin den Blutfettspiegel senken oder die Gefahr von Herz-Kreislauf-Problemen reduzieren, indem sie der Bildung von Blutgerinnseln vorbeugen. Außerdem steuern ungesättigte Fettsäuren das Immunsystem über die Hormonproduktion und dienen als wichtiger Baustein für den Zellaufbau sowie für die Erneuerung von Zellwänden.

Ungesättigte Fettsäuren haben auch direkten Einfluss auf unsere Körperfitness, denn sie sind maßgeblich daran beteiligt, dass sich die Muskeln nach starker Belastung (etwa nach intensivem sportlichem Training) schnell wieder regenerieren.

Eine weitere wichtige Funktion erfüllen sie als Vorstufen von Botenstoffen, die unter anderem blutdruckregulierend und entzündungshemmend wirken.

Die wichtigsten Vertreter der mehrfach ungesättigten Fettsäuren sind die bekannten Omega-6-Fettsäuren (Linolsäure) und Omega-3-Fettsäuren (Alpha-Linolsäure). Der Unterschied zwischen einfach und mehrfach ungesättigten Fettsäuren besteht darin, dass unser Körper die einfach ungesättigten selbst herstellen kann, die mehrfach ungesättigten dagegen nicht. Sie sind sogenannte essentielle Fettsäuren, das heißt, wir müssen sie unserem Organismus über die Nahrung in ausreichender Menge zur Verfügung stellen. Andernfalls kann es zu gesundheitsgefährdenden Mangelerscheinungen kommen, etwa zu erhöhter Anfälligkeit für Infektionen oder Hautirritationen, zu gestörtem Fettstoffwechsel oder zu allergischen Reaktionen.

## Gesättigte Fettsäuren

Die tägliche Aufnahme von Fett sollte laut aktueller Ernährungswissenschaft bis zu einem Drittel aber auch aus gesättigten Fettsäuren bestehen. Denn entgegen der lange vorherrschenden Expertenmeinung, sie seien weniger gesund oder sogar gesundheitsschädlich, zeigen aktuelle Erkenntnisse ein anderes Bild: Gesättigte Fettsäuren übernehmen ebenso wichtige Aufgaben für unseren Organismus wie ungesättigte Fettsäuren. So unterstützen sie gleichfalls wichtige Prozesse bei der Zellkommunikation, steuern Hormone oder ermöglichen die Aufnahme von Magnesium und Kalzium. Sie stärken zudem die Körperabwehr, indem sie die Omega-Fettsäuren schützen. Obwohl gesättigte Fettsäuren für unseren Körper schwerer aufzuspalten und damit weniger leicht verwertbar sind als ungesättigte Fettsäuren, sind das wahrlich gute Gründe, auch ihnen einen festen Platz in der täglichen Kost einzuräumen.

### LIEFERANTEN UNGESÄTTIGTER UND GESÄTTIGTER FETTSÄUREN

**Einfach ungesättigte Fettsäuren** kommen vor allem in pflanzlichen Ölen vor, zum Beispiel in Oliven-, Raps-, Mandel- oder Haselnussöl. **Mehrfach ungesättigte Fettsäuren** finden sich ebenfalls vor allem in pflanzlichen Ölen, etwa in Hanf-, Leinsamen-, Traubenkern- oder Walnussöl, aber auch in Kaltwasser-Meeresfischen wie Lachs, Thunfisch oder Makrele. **Gesättigte Fettsäuren** kommen vor allem in tierischen Lebensmitteln vor, zum Beispiel in den meisten Wurstsorten, in Ente, Gans, Eigelb, Butter oder Schweineschmalz.

## Klug kombinieren

Ideal ist eine Kombination aus zwei Drittel mehrfach und einfach ungesättigten (essentiellen) sowie einem Drittel gesättigten Fettsäuren. Wobei es beim essentiellen Anteil darauf ankommt, dass das Verhältnis von Omega-3- und Omega-6-Fettsäuren bei möglichst 1:4 liegt. Zwar sind beide Fettsäuren auf ihre Weise wichtig, Omega 6 etwa für das Wachstum, zur Wundheilung oder zur Infektionsabwehr, doch im Verhältnis 1:4 zugunsten von Omega 6 unterstützen sich die beiden Fettsäuren optimal und bieten den größtmöglichen Nutzen für den menschlichen Organismus.
Das Dilemma der typisch westlichen Ernährungsweise liegt darin, dass der Anteil an Omega-6-Fettsäuren zum Nachteil unserer

## JE ÄLTER, DESTO MEHR OMEGA 3

Mit zunehmendem Alter steigt der Anteil entzündlicher Botenstoffe im menschlichen Stoffwechsel in der Regel an. Damit entsteht ein chronisches Entzündungsmilieu im Körper, dem mit vermehrter Aufnahme von Omega-3-Fettsäuren entgegengewirkt werden kann, um die Entwicklung typischer Alterskrankheiten zu bremsen. Die empfohlene Menge von 1,5 Gramm entspricht einer Verzehrmenge von 200 Gramm Lachs oder 400 Gramm Makrele pro Tag. Das ist schwer umzusetzen. Deshalb raten wir zur (zusätzlichen) Einnahme von Fischölkapseln, um solche Werte zu erreichen. Dabei sollten Sie unbedingt auf gute Qualität aus seriösen Quellen achten, um Belastung durch Schwermetalle zu vermeiden.

Gesundheit 10- bis 20-mal höher ist als der an Omega-3-Fettsäuren. Omega-6-Fettsäuren befinden sich in vielen Pflanzenfetten, wie Sesam-, Distel- oder Sonnenblumenöl, aber auch in Margarine, Milchprodukten, Eiern und fettem Fleisch.

Um das Verhältnis zu optimieren, wählen Sie statt der genannten bevorzugt Omega-3-haltige Lebensmittel, zum Beispiel fettreichen Kaltwasserfisch wie Lachs, Thunfisch, Hering, Makrele oder Sardine, und Öle pflanzlicher Herkunft wie Lein-, Traubenkern- oder Walnussöl, aber auch Nüsse und Samen. Ein hervorragender Lieferant für Omega-3-Fettsäuren ist übrigens Leinöl. Es enthält mit 55 Prozent sogar viermal mehr Omega-3- als Omega-6-Fettsäuren.

## Hände weg von Transfetten!

Mit einer erhöhten Aufnahme an gesunden Fetten sollte natürlich möglichst ein Verzicht oder wenigstens eine stark reduzierte Zufuhr »schlechter«, also gesundheitsschädlicher Fette einhergehen. Die Rede ist von sogenannten Transfetten, die Sie auf alle Fälle meiden sollten, weil sie unter anderem Entzündungen im Körper begünstigen, Blutgefäße schädigen, aber auch die Gefahr erhöhen, an Diabetes zu erkranken. Zudem behindern sie die positive Wirkung von Omega-3-Fettsäuren. Wer auf Dauer täglich nur 5 Gramm Transfettsäuren konsumiert, erhöht sein Herzinfarktrisiko bereits um stattliche 25 Prozent!

Die gefährlichen Transfettsäuren entstehen übrigens aus den sonst sehr gesunden ungesättigten Fettsäuren – etwa bei industrieller Haltbarmachung durch Erhärten, wie es für Margarine, Back- oder Streichfette aus pflanzlichen Ölen erforderlich ist. Der Körper kann solche Fette nicht verarbeiten. Die schädlichen Stoffe entstehen aber auch, wenn Fette auf mehr als 130 °C erhitzt werden – also beim Braten oder Frittieren. Achten Sie deshalb beim Zubereiten Ihrer Speisen darauf, Ihre eigentlich gesunden Öle keinen zu hohen Temperaturen auszusetzen, beziehungsweise verwenden Sie solche, die sich für hohe Temperaturen eignen, zum Beispiel Erdnussöl, raffiniertes Olivenöl oder Traubenkernöl.

Um Ihren Körper möglichst vor den schädlichen Effekten von Transfetten zu schützen, sollten Sie künftig auch einen großen Bogen um Fastfood und Fertiggerichte machen.

Pommes Frites, Tiefkühlpizza, Burger, Chips & Co. sollten auf jeden Fall tabu sein.

## EIWEISS – QUELLE FÜR KÖRPERLICHE FITNESS

Eiweiß (Protein) ist eine echte Allzweckwaffe in der Ernährung. Ohne ausreichende Versorgung mit Eiweiß könnte der Organismus seine biologischen Aufgaben nicht optimal erfüllen. Zahlreiche Körperfunktionen sind davon abhängig, dass hochwertige Proteine zur Verfügung stehen. Sie sind die Grundvoraussetzung sowohl für intensive Kopfarbeit als auch für Ausdauer- und Kraftleistungen des Körpers. Nicht zuletzt bestehen unsere Muskeln ja vor allem aus Eiweiß, daher wirkt sich eine proteinreiche Kost positiv auf den Muskelaufbau aus. Gleichzeitig sättigt eiweißreiche Kost anhaltend und kurbelt den (Fett-)Stoffwechsel an.

### DAS VERSORGT DEN KÖRPER MIT ESSENTIELLEN AMINOSÄUREN

**Gemüse und Obst**: Erbsen, Sojabohnen, weiße Bohnen, Sellerie, Mandarinen, Orangen
**Fisch**: Forelle, Heilbutt, Karpfen, Lachs, Makrele, Scholle, Thunfisch, Seezunge, Barsch
**Fleisch**: Hähnchenfleisch, Kalbfleisch, Rinderfilet, mageres Schweinefleisch, Schweineleber
**Milchprodukte**: Edamer, Gouda
**Sonstige Nahrungsmittel**: Erdnüsse, Garnelen, Kaviar, Quinoa

Ideal also, um die körperliche und geistige Leistungsfähigkeit zu erhalten.

Was Eiweiß noch kann: Es verbessert unsere Stimmung und löst allgemeine Zufriedenheit aus. Größere Mengen an Eiweiß wirken nämlich auf das limbische System.

Im Rahmen des Eiweißstoffwechsels werden die aufgenommenen Nahrungsproteine über sogenannte Aminosäuren in körpereigenes Eiweiß umgewandelt. Erst dann können sie ihre unterschiedlichen Aufgaben erfüllen – beispielsweise Muskeln, Bänder, Knochen, Gewebe, Organe, Nägel, Haut und Haare wachsen lassen und erneuern. Gleichzeitig sorgen sie dafür, dass Enzyme und Hormone für wichtige Körperprozesse zur Verfügung stehen. Sie stärken unser Immunsystem und regeln den Cholesterin- und Blutfettspiegel.

Für all diese Arbeit braucht der Körper 22 verschiedene Aminosäuren. 13 davon stellt er selbst her, die anderen sogenannten essentiellen Aminosäuren müssen wir regelmäßig über die Nahrung aufnehmen.

Zwar kann der Organismus durchaus längere Zeit auf Kohlenhydrate oder Fett verzichten, nicht jedoch ohne Proteine auskommen. Stellen Sie deshalb eine optimale Eiweißversorgung über Ihre Ernährung sicher – so bleibt Ihr Körper gesund und fit! Der erfreuliche Nebeneffekt ist, dass eiweißreiche Lebensmittel besser und anhaltender sättigen als Fette oder Kohlenhydrate. Das liegt daran, dass die Verstoffwechslung von Proteinen länger braucht als die der beiden anderen Nährstoffe. Ideal also auch für eine Gewichtsreduktion.

Es kommt zudem sehr gelegen, dass sich bei Aufnahme von reichlich Eiweiß zu jeder Mahlzeit der Blutzuckerspiegel über den Tag stabil hält. Ganz einfach deshalb, weil der Körper vor allem damit beschäftigt ist, das

Eiweiß zu verarbeiten und aus diesem Grund weniger Insulin für den Abbau von Zucker oder Kohlenhydraten produziert. Dazu muss man wissen, dass das Hormon Insulin den Fettabbau hemmt und größere Mengen davon demnach einer erwünschten Gewichtsreduktion im Wege stehen können. Vermeiden lässt sich die intensive Insulinausschüttung eben dadurch, dass man vermehrt Proteine zu sich nimmt.

## Die biologische Wertigkeit

Welches Eiweiß eignet sich nun am besten für eine gesunde, leistungsfördernde Ernährung? Das richtet sich nach der »biologischen Wertigkeit« des Nahrungsproteins. Diese gibt darüber Auskunft, wie leicht und in welchem Umfang der menschliche Organismus das ihm zugeführte Eiweiß verwerten kann: je schneller und je mehr, desto höher die biologische Wertigkeit.

Dazu muss man wissen, dass tierisches Eiweiß, wie aus Milchprodukten, Eiern, Fleisch oder Fisch, den menschlichen Strukturen ähnlicher ist als das Eiweiß aus pflanzlichen Nahrungsmitteln. Deshalb wandelt unser Körper auch 100 Gramm tierisches Protein in 60 Gramm körpereigenes Eiweiß und 100 Gramm pflanzliche Proteine in nur 43 Gramm körpereigenes Eiweiß um.

Durch die Kombination von tierischem und pflanzlichem Eiweiß erhöht sich die biologische Wertigkeit der Nahrung sogar noch. Wer also Fleisch, Fisch, Ei oder Milch geschickt mit Getreide, Hülsenfrüchten, Nüssen oder Samen kombiniert, bekommt aus 100 Gramm Nahrung bis zu 70 Gramm körpereigenes Eiweiß.

Wer indessen eine gute Alternative zum tierischen Eiweiß sucht, ist mit Lebensmitteln aus Sojabohnen (Tofu) oder Weizengluten

(Seitan) gut bedient und hat damit noch den Vorteil, dass pflanzliche Eiweißlieferanten weniger Fett und Cholesterin, dafür aber viele Vitamine und Ballaststoffe enthalten.

Um mit hochwertigem Eiweiß Ihre allgemeine Leistungsfähigkeit zu erhalten, bedarf es einer ordentlichen Menge pro Tag: Ideal ist ein Gramm pro Kilogramm Körpergewicht. Eine 50 Kilogramm schwere Frau sollte demnach möglichst 50 Gramm und ein 90 Kilogramm schwerer Mann 90 Gramm Eiweiß täglich zu sich nehmen. Das kurbelt nicht nur die Fettverbrennung an, sondern fördert auch den Muskelaufbau. Denn Proteine sind als »Ausgangsmaterial« für neue Muskelfasern extrem wichtig für die Muskelbildung.

## TIPP

Es ist gar nicht so einfach, sich über eine »normale« Ernährung mit einem Gramm Eiweiß pro Kilogramm Körpergewicht zu versorgen. Am ehesten gelingt es mit reichlich Milchprodukten, Fleisch und Fisch. Doch wer davon nicht zu viel essen möchte oder sich vegetarisch oder vegan ernährt, dem empfehlen wir hochwertige Eiweißdrinks – die gibt es mittlerweile in bester Qualität und vielfältigen Geschmacksvarianten. Sie werden pur mit Milch oder Getreidedrinks (etwa aus Hafer) angerührt oder durch Früchte ergänzt. Bitte wählen Sie möglichst natürliche und biologische Produkte, vorzugsweise mit Hanf-, Erbsen-, Chia- oder Reisprotein.

# DIE BESTEN EIWEISSLIEFERANTEN

Eiweiße sind die Grundbausteine des Lebens. Sie bewirken im menschlichen Körper viel Gutes und sorgen auf diese Weise dafür, dass wir gesund und leistungsfähig bleiben.

## PFLANZLICHE EIWEISSLIEFERANTEN
### (ANGABEN JE 100 G)

### NÜSSE

| | |
|---|---|
| Erdnussmus | 29 g |
| Erdnuss, geröstet | 26 g |
| Pistazie | 21 g |
| Mandel | 19 g |
| Cashew | 17 g |
| Walnuss | 14 g |
| Haselnuss | 12 g |
| Paranuss | 9 g |

### SAMEN

| | |
|---|---|
| Leinsamen | 24 g |
| Kürbiskerne | 24 g |
| Sonnenblumenkerne | 23 g |
| Sesam | 18 g |
| Chiasamen | 17 g |
| Pinienkerne | 13 g |

### HÜLSENFRÜCHTE

| | |
|---|---|
| Sojafleisch | 44 g |
| Lupinenmehl | 41 g |
| Sojamehl | 41 g |
| Sojabohnen, gekocht | 36 g |
| Linsen | 24 g |
| Erbsen | 23 g |
| Kichererbsen | 19 g |
| Bohnen, weiß, gekocht | 9 g |
| Kidneybohnen, gekocht | 8 g |
| Limabohnen, gekocht | 8 g |
| Mungbohnen, gekocht | 8 g |
| Tofu | 8 g |

### GETREIDE

| | |
|---|---|
| Weizenkeime | 27 g |
| Amaranth | 15 g |
| Quinoa | 14 g |
| Hafer | 13 g |
| Buchweizen | 12 g |
| Grünkern | 12 g |
| Gerste | 11 g |
| Hirse | 11 g |
| Weizen | 11 g |

### GETREIDEPRODUKTE

| | |
|---|---|
| Haferkleie | 19 g |
| Weizenkleie | 15 g |
| Haferflocken | 13 g |
| Seitan | 13 g |
| Vollkornnudeln | 13 g |
| Knäckebrot | 10 g |
| Zwieback | 10 g |
| Vollkornbrötchen | 8 g |
| Mischbrot Weizen / Roggen | 7 g |
| Roggen-Vollkornbrot | 7 g |
| Toastbrot Weizen | 7 g |

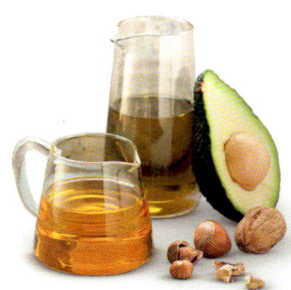

## TIERISCHE EIWEIßLIEFERANTEN
### (ANGABEN JE 100 G)

### FLEISCH

| | |
|---|---|
| Corned Beef | 22 g |
| Rehrücken | 22 g |
| Rinderfilet | 22 g |
| Rinderhack | 22 g |
| Rumpsteak | 22 g |
| Schweinefilet | 22 g |
| Schweinefleisch, mager | 22 g |
| Schweineschnitzel, natur | 22 g |
| Hirsch | 21 g |
| Kaninchen, Hase | 21 g |
| Kalbfleisch | 21 g |
| Lamm | 21 g |
| Schweineleber | 21 g |
| Rinderleber | 20 g |
| Hackfleisch, gemischt | 20 g |
| Kalbsleber | 19 g |
| Kalbsniere | 17 g |

### FISCH

| | |
|---|---|
| Ölsardinen | 24 g |
| Stremellachs | 23 g |
| Dorade | 22 g |
| Thunfisch | 22 g |
| Heilbutt | 20 g |
| Forelle | 20 g |
| Lachs | 20 g |
| Garnele | 19 g |
| Sardine | 19 g |
| Zander | 19 g |
| Barsch | 18 g |
| Kabeljau | 18 g |
| Makrele | 18 g |
| Rotbarsch | 18 g |
| Schellfisch | 18 g |
| Seelachs | 18 g |
| Krabben, Konserve | 17 g |
| Matjeshering | 17 g |
| Flunder | 17 g |
| Karpfen | 17 g |
| Schleie | 17 g |
| Scholle | 17 g |
| Bismarckhering | 16 g |
| Seeteufel | 15 g |

### GEFLÜGEL

| | |
|---|---|
| Putenbrust | 24 g |
| Hähnchenbrust | 22 g |
| Brathähnchen | 20 g |
| Suppenhuhn | 20 g |
| Entenbrust | 18 g |
| Gänsebrust | 16 g |

### EI

| | |
|---|---|
| Hühnereigelb | 16 g |
| Hühnerei | 13 g |
| Hühnereiweiß | 11 g |

### MILCH

| | |
|---|---|
| Kondensmilch (10 %) | 9 g |
| Buttermilch | 4 g |
| Kuhmilch | 3 g |

### MILCHPRODUKTE

| | |
|---|---|
| Parmesan | 36 g |
| Harzer Käse (< 10 % Fett i. Tr.) | 30 g |
| Bergkäse (45 % Fett. i. Tr.) | 29 g |
| Emmentaler (45 % Fett i. Tr.) | 29 g |
| Tilsiter (45 % Fett i. Tr.) | 26 g |
| Weichkäse (20 % Fett i. Tr.) | 26 g |
| Chesterkäse (50 % Fett i. Tr.) | 25 g |
| Roquefort | 25 g |
| Edamer (40 % Fett i. Tr.) | 24 g |
| Gouda (45 % Fett i. Tr.) | 24 g |
| Camembert (23 % Fett i. Tr.) | 23 g |
| Ziegenkäse | 22 g |
| Camembert (45 % Fett i. Tr.) | 21 g |
| Halloumi | 20 g |
| Feta (45 % Fett i. Tr.) | 17 g |
| Mozzarella | 15 g |
| Hüttenkäse | 14 g |
| Quark (20 % Fett i. Tr.) | 13 g |
| Frischkäse (60 % Fett i. Tr.) | 11 g |

# KOHLENHYDRATE –
# SCHNELLE ENERGIEQUELLE

Auch Kohlenhydrate dürfen in einer gesunden und leistungsfördernden Ernährung nicht fehlen. Denn sie sind ein guter Energielieferant und tragen außerdem dazu bei, den Stoffwechsel am Laufen zu halten.

## Einfache und komplexe Kohlenhydrate

Kohlenhydrate sind jedoch nicht gleich Kohlenhydrate. Sie werden aufgrund ihres molekularen Aufbaus in einfache und komplexe Kohlenhydrate unterteilt. Und genau diese Sortierung ist für das Wohlbefinden unseres Körpers entscheidend. Warum? Weil einfache und komplexe Kohlenhydrate aufgrund ihrer verschiedenen Struktur auch ihre ganz unterschiedliche Wirkung auf den menschlichen Organismus entfalten.

Die einfachen Kohlenhydrate – dazu zählen Einfachzucker wie Trauben- oder Fruchtzucker und Zweifachzucker wie Kristall-, Malz- oder Milchzucker – werden nahezu vollständig direkt ins Blut aufgenommen. Beim Verzehr von Süßigkeiten, Gebäck oder Alkohol entsteht deshalb ein momentanes Überangebot an Zucker, das der Körper in Leber und Muskeln nur in begrenztem Umfang für den kurzfristigen Bedarf speichern kann. Den Rest wandelt er in Fett um und lagert es für »schlechte Zeiten« in den bekannten Problemzonen des Körpers ein – im schlimmsten Fall in der Bauchregion. Aufgrund des hohen Blutzuckergehalts aber tritt sofort die »Zuckerpolizei« Insulin in Aktion und transportiert den Zucker in die Zellen. Das lässt den Zuckerspiegel ebenso schlagartig abfallen wie er angestiegen ist – und genau das verursacht die bekannten

Heißhunger: Der Körper schreit geradezu nach Zuckernachschub. Die Powerwirkung einfacher Kohlenhydrate aus Süßigkeiten, Honig oder besonders süßen Obstsorten ist also stets nur von kurzer Dauer.

Das kann in bestimmten Situationen sehr nützlich sein, etwa bei sportlichen Wettkämpfen oder Prüfungen, wenn besonders schnell extrem viel Energie in Muskeln oder Gehirn gebraucht wird. Darum greifen dann viele Menschen gerne zum bekannten »Energiebooster« Traubenzucker. Allerdings ist seine Wirkung auch ziemlich rasch wieder verpufft, weshalb der Effekt im normalen Alltag weniger nützlich ist.

## Power für den ganzen Tag

Deshalb konzentrieren wir uns im Rahmen einer leistungsfördernden Ernährung auf die komplexen Kohlenhydrate. Denn ihre aus vielen Einfachzuckermolekülen zu langen Ketten zusammengesetzten Mehrfachzucker sättigen nachhaltig. Warum? Weil der Organismus entsprechend viel Zeit braucht, um diese langen Ketten komplett aufzuspalten. Jede Einheit wird so nach und nach freigesetzt und erst dann ins Blut abgegeben. Der Blutzuckerspiegel steigt also langsam an. Das gibt Power für den ganzen Tag: Der Körper ist kontinuierlich – ohne Höhen und Tiefen – mit der notwendigen Energie versorgt und braucht deshalb keine Vorräte als Fett einzulagern. Ein großer Vorteil besonders für Abnehmwillige.

Hinzu kommt der positive Effekt, dass Lebensmittel mit komplexen Kohlenhydraten allerlei wichtige Stoffe für unsere Gesundheit liefern. Sie haben viele Vitalstoffe und sind ballaststoffreich. Das sind vor allem Getreideprodukte wie Vollkornreis, Vollkornnudeln oder Vollkornbrot, aber auch

Hülsenfrüchte, Kartoffeln, Gemüse und einige Obstsorten, wie Apfel, Birne, Beeren, Kirschen oder Pflaumen.

## Weg von den einfachen, hin zu den komplexen Kohlenhydraten

Weil aber unsere Ernährung durch einen besonders hohen Anteil an einfachen Kohlenhydraten geprägt ist, gilt es für eine nachhaltige Leistungsoptimierung von Geist und Körper bewusst umzusteuern. Das heißt, statt Backwaren aus Weißmehl sollten künftig vor allem Vollkornprodukte beziehungsweise vollwertige Produkte auf dem Speiseplan stehen. Essen Sie vor allem Gemüse (warum lesen Sie ab Seite 39), Hülsenfrüchte und Obst.

Ganz wichtig ist auch, dass Sie auf Fertigprodukte verzichten, denn diese sind meist reich an einfachen Kohlenhydraten, schlechten Fetten, Salz und Zusatzstoffen wie Geschmacksverstärkern oder Konservierungsstoffen. Also: Geben Sie immer frisch zubereiteten Lebensmitteln den Vorzug!

### DIE LEICHTE ALTERNATIVE

Ideal für den menschlichen Stoffwechsel ist eine durchschnittliche Energiedichte von 107 kcal pro 100 Gramm. Unsere westliche Ernährung liefert allerdings durchschnittlich 155 kcal pro 100 Gramm. Und Fastfood enthält im Durchschnitt sogar 287 kcal pro 100 Gramm. Viele Süßigkeiten und Snacks decken bereits die Hälfte des Tagesbedarfs an Energie. Wer trotzdem nicht ganz auf »schwere« Genüsse verzichten möchte, sollte seine energiereichen Leckereien möglichst mit leichten Beilagen, wie etwa Gemüse, ausgleichen. Entscheiden Sie sich zum Beispiel zu einem Burger oder Schnitzel für Salat statt für Pommes Frites, liegt die Energiedichte um rund 200 kcal niedriger.

## AUF CLEVERE ART KALORIEN EINSPAREN

Bei Übergewicht und dem Wunsch abzunehmen ist es natürlich vor allem wichtig, über den Tag verteilt eine negative Energiebilanz zu erreichen. Das bedeutet: Sie müssen Ihrem Körper weniger Kalorien zuführen, als er verbraucht. Je höher Ihr täglicher Energieverbrauch liegt – Ernährungswissenschaftler nennen das den Gesamtenergieumsatz, der sich aus dem Grund- und dem Leistungsumsatz zusammensetzt (Näheres dazu ab Seite 85) –, desto höher darf auch Ihre tägliche Kalorienzufuhr sein. Übersetzt: Je mehr Sie sich bewegen, je mehr Muskeln Sie haben und je mehr Ihr Körper dadurch »verstoffwechselt«, desto größere Mengen dürfen Sie essen.

### Hören Sie auf zu hungern!

Wenn Sie dauerhaft Gewicht verlieren möchten, erreichen Sie das auf keinen Fall mit Hungern, damit bewirken Sie auf lange Sicht eher das Gegenteil. Unser Körper ist nämlich so programmiert, dass er, wenn er hungert und keinen Nachschub erhält, den

Stoffwechsel notgedrungen auf Sparflamme schaltet und die Fettverbrennung verlangsamt. Dramatisch dabei: Muskelmasse wird abgebaut, weil der Körper sich nur von dort die lebensnotwendigen Aminosäuren holen kann. Die Folge: Die Leistungsfähigkeit sinkt und die Muskeln als beste »Fettabbauer« schwinden. Sorgen Sie deshalb durch vollwertige Ernährung und durch intensive Bewegung dafür, dass Ihr Stoffwechsel hochaktiv bleibt. Dann hat das Fett keine Chance, eingelagert zu werden.

## Niedrige Energiedichte – der Schlüssel zum Abnehmen

Eine hervorragende Möglichkeit, mit der Ernährung für eine Gewichtsregulierung zu sorgen, bietet das Kriterium der Energiedichte. Das heißt, wer Lebensmittel mit geringer Energiedichte bevorzugt, kann sich bei reduzierter Energiezufuhr problemlos satt essen. Schließlich ist es das Volumen, das satt macht, und nicht die in der Mahlzeit enthaltenen Kalorien. Denn der Magen vermittelt über die Dehnung ein entsprechendes Sättigungsgefühl.

Studien belegen, dass wir pro Mahlzeit täglich stets in etwa die gleiche Menge zu uns nehmen. Allerdings schwankt dabei die Kalorienanzahl erheblich. Bei normalem Essverhalten fühlt sich der Mensch mit einer Nahrungsmenge von 300 bis 500 Gramm satt und zufrieden.

Wenn Sie abnehmen möchten, sollten Sie also nicht weniger, sondern anders essen, das heißt auf die Energiedichte der Lebensmittel achten. Wichtig ist dabei, Vorlieben zu berücksichtigen, um ein gefasstes Abnehmvorhaben auch durchhalten zu können. Wer am liebsten Fleisch und Wurst isst, sollte sich anstatt für Schweinebraten, Mett-

### DIE VORZÜGE EINER WASSERREICHEN KOST

Erstaunlich: Wasserhaltige Speisen sättigen einer Studie zufolge schneller als eine Mahlzeit aus den gleichen Lebensmitteln, zu der die gleiche Menge Wasser getrunken wird. So wurden in der entsprechenden Untersuchung die Teilnehmer von einer Suppe mit Reis und Hühnchen früher satt als von einem Pfannengericht mit denselben Zutaten.
Eine weitere Studie ergab, dass der Abnehmeffekt einer energiereduzierten wasserreichen Kost über ein Jahr gesehen höher ist als der einer fettreduzierten Kost.

wurst oder Schinkenspeck besser für die energiearme Variante wie Putenbrust, Rinder- oder Schweinefilet entscheiden. Wer gerne Obst isst, sollte statt zu Banane, Feige oder Süßkirsche besser zu Grapefruit, Rhabarber oder Beeren greifen.

Eine gute Orientierung geben Ihnen unsere nach Energiedichte sortierten Lebensmittellisten mit hierzulande beliebten Nahrungsmitteln auf den folgenden Seiten.

Wenn Sie vor allem den Lebensmitteln mit geringer oder mittlerer Energiedichte künftig den Vorzug in Ihrer Ernährung geben, werden Sie das nicht nur an schmelzenden Pfunden merken. Vielmehr wird Ihnen die nährstoffreiche, aber auch zuckerarme Kost geradezu einen Schub an Kraft und Antrieb geben. Damit sind Sie den täglichen Herausforderungen des Lebens locker gewachsen.

# ENERGIEDICHTE – VON NIEDRIG BIS HOCH

Um Ihnen die Auswahl geeigneter Nahrungsmittel zu erleichtern, finden Sie den folgenden Tabellen die hierzulande bevorzugten Lebensmittel nach Energiedichte sortiert.

## LEBENSMITTEL MIT NIEDRIGER ENERGIEDICHTE
### (BIS ZU 125 KCAL PRO 100 G)

### OBST, FRÜCHTE

| | |
|---|---|
| Ananas, roh | 56 kcal |
| Apfel, roh | 54 kcal |
| Banane | 88 kcal |
| Birne | 55 kcal |
| Brombeere | 44 kcal |
| Erdbeere | 32 kcal |
| Feige | 61 kcal |
| Granatapfel | 74 kcal |
| Grapefruit | 38 kcal |
| Himbeere | 33 kcal |
| Holunderbeere | 54 kcal |
| Honigmelone | 54 kcal |
| Johannisbeere, rot | 33 kcal |
| Johannisbeere, schwarz | 39 kcal |
| Kirsche, süß | 63 kcal |
| Kirsche, sauer | 53 kcal |
| Kirsche, Glas | 83 kcal |
| Kiwi | 50 kcal |
| Mandarine | 46 kcal |
| Mango | 57 kcal |
| Nektarine | 53 kcal |
| Orange | 42 kcal |
| Papaya | 32 kcal |
| Pfirsich | 42 kcal |
| Pflaume | 49 kcal |
| Traube | 67 kcal |
| Wassermelone | 37 kcal |
| Zitrone | 36 kcal |

### GEMÜSE, HÜLSENFRÜCHTE

| | |
|---|---|
| Bohne, grün | 33 kcal |
| Brennessel | 44 kcal |
| Eisbergsalat | 13 kcal |
| Endiviensalat | 14 kcal |
| Erbse | 81 kcal |
| Frühlingszwiebel | 23 kcal |
| Gemüsemais, gekocht | 54 kcal |
| Gemüsemais (Dose) | 110 kcal |
| Karotte, gegart | 18 kcal |
| Karotte, roh | 25 kcal |
| Kartoffel | 68 kcal |
| Knollensellerie, gegart | 20 kcal |
| Kohlrabi, gegart | 28 kcal |
| Kohlrabi, roh | 23 kcal |
| Kürbis, gegart | 25 kcal |
| Okra | 19 kcal |
| Paprika | 19 kcal |
| Petersilienwurzel | 40 kcal |
| Radicchio | 15 kcal |
| Rhabarber, roh | 13 kcal |
| Rettich | 15 kcal |
| Rote Bete, roh | 41 kcal |
| Rote Bete, gegart | 25 kcal |
| Salatgurke | 12 kcal |
| Sauerkraut, roh | 17 kcal |
| Spargel | 18 kcal |

| | |
|---|---|
| Spinat | 16 kcal |
| Tomate | 17 kcal |
| Topinambur | 30 kcal |
| Wirsing | 25 kcal |
| Zwiebel | 27 kcal |
| Zuckerschoten | 59 kcal |
| **PILZE** | |
| Austernpilz | 11 kcal |
| Champignons | 16 kcal |
| Hallimasch | 19 kcal |
| Morchel | 15 kcal |
| Steinpilz | 27 kcal |
| Trüffel | 27 kcal |
| **KRÄUTER, WÜRZEN** | |
| Apfelessig | 40 kcal |
| Balsamicoessig | 65 kcal |
| Basilikum | 46 kcal |
| Bohnensprossen | 34 kcal |
| Brunnenkresse | 22 kcal |
| Gemüsebrühe, verzehrfertig | 3 kcal |
| Kerbel | 69 kcal |
| Petersilie | 50 kcal |
| Rosmarin | 99 kcal |
| Salbei | 119 kcal |
| Schnittlauch | 27 kcal |
| Senf | 102 kcal |
| Sojasoße | 104 kcal |
| Sojasprossen | 50 kcal |
| Thymian | 95 kcal |
| Tomatenmark | 39 kcal |
| Weißweinessig | 19 kcal |
| Zitronensaft | 27 kcal |
| Zitronenschale | 89 kcal |
| **GETREIDE, GETREIDEPRODUKTE** | |
| Reisnudeln, gegart | 109 kcal |
| **FISCH, MEERESFRÜCHTE** | |
| Auster | 66 kcal |
| Barsch | 81 kcal |
| Dorsch (Kabeljau) | 76 kcal |
| Flunder | 72 kcal |

| | |
|---|---|
| Flusskrebs | 65 kcal |
| Garnele | 87 kcal |
| Heilbutt | 95 kcal |
| Hummer | 115 kcal |
| Karpfen | 81 kcal |
| Rotbarsch | 105 kcal |
| Sardine | 118 kcal |
| Seehecht | 94 kcal |
| Seezunge | 82 kcal |
| Steinbutt | 82 kcal |
| Zander | 83 kcal |
| **MILCHPRODUKTE** | |
| Fruchtjoghurt (1,5 % Fett) | 78 kcal |
| Fruchtjoghurt (3,5 % Fett) | 94 kcal |
| Fruchtquark (20 % Fett i. Tr.) | 124 kcal |
| Joghurt, natur (1,5 % Fett) | 47 kcal |
| Joghurt, natur (3,5 % Fett) | 64 kcal |
| Kefir (3,5 % Fett) | 61 kcal |
| Quark, mager | 72 kcal |
| Quark (20 % Fett i. Tr.) | 109 kcal |
| Sauerrahm (10 % Fett) | 117 kcal |
| **FLEISCH, GEFLÜGEL, WURST** | |
| Hase, wild | 113 kcal |
| Hirsch, mager | 112 kcal |
| Kalbsfilet | 95 kcal |
| Kalbshaxe | 98 kcal |

| | | | | |
|---|---|---|---|---|
| Kalbsherz | 113 kcal | | Ricotta (Vollfettstufe) | 175 kcal |
| Kochschinken | 125 kcal | | **FLEISCH, GEFLÜGEL, WURST** | |
| Lachsschinken | 116 kcal | | Bierschinken | 169 kcal |
| Putenbrust ohne Haut | 105 kcal | | Brathuhn (Brust mit Haut) | 145 kcal |
| Putenkeule ohne Haut | 114 kcal | | Brathuhn (Keule mit Haut) | 174 kcal |
| Rehkeule | 97 kcal | | Eisbein | 186 kcal |
| Rehrücken | 122 kcal | | Hammel, mager | 149 kcal |
| Rinderfilet | 121 kcal | | Kalbsleber | 130 kcal |
| Rinderleber | 130 kcal | | Kalbsniere | 128 kcal |
| Schinken roh, geräuchert | 112 kcal | | Kaninchen | 152 kcal |
| Schweinefilet | 104 kcal | | Kasseler | 151 kcal |
| Schweineherz | 97 kcal | | Ochsenschwanz | 184 kcal |

### LEBENSMITTEL MIT MITTLERER ENERGIEDICHTE
(125 BIS 200 KCAL PRO 100 G)

| | | | | |
|---|---|---|---|---|
| | | | Pute | 157 kcal |
| **GETREIDE, GETREIDEPRODUKTE** | | | Rinderlende (Roastbeef) | 130 kcal |
| Pumpernickel | 185 kcal | | Schweinekotelett | 150 kcal |
| Reis, poliert, roh | 349 kcal | | Schweineleber | 129 kcal |
| Roggenkleie | 176 kcal | | Schweinezunge | 158 kcal |
| Vollkornnudeln, gegart | 139 kcal | | Wildschwein | 162 kcal |
| Weizenkleie | 172 kcal | | Ziege | 149 kcal |

**EI**

Vollei — 156 kcal

### LEBENSMITTEL MIT HOHER ENERGIEDICHTE
(AB 200 KCAL PRO 100 G)

**OBST, TROCKENFRÜCHTE**

| | |
|---|---|
| Aprikose, getrocknet | 240 kcal |
| Avocado | 221 kcal |
| Banane, getrocknet | 326 kcal |
| Dattel, getrocknet | 277 kcal |
| Korinthen, getrocknet | 259 kcal |
| Olive, schwarz | 351 kcal |
| Pflaume, getrocknet | 222 kcal |
| Rosinen | 292 kcal |

**FISCH**

| | |
|---|---|
| Makrele | 182 kcal |
| Schwertfisch | 164 kcal |

**NÜSSE, SAMEN**

| | |
|---|---|
| Cashewkerne | 571 kcal |
| Haselnusskerne | 644 kcal |

**MILCHPRODUKTE**

| | | | | |
|---|---|---|---|---|
| Handkäse | 134 kcal | | Kokosnuss | 363 kcal |
| Frischkäse (20 % Fett i. Tr.) | 126 kcal | | Leinsamen | 376 kcal |
| Kondensmilch (7,5 %) | 133 kcal | | Macadamianüsse | 703 kcal |
| Kondensmilch (10 %) | 177 kcal | | Mandeln | 583 kcal |
| Kräuterquark (40 % Fett i. Tr.) | 160 kcal | | Paranüsse | 670 kcal |
| Limburgerkäse (20 % Fett i. Tr.) | 184 kcal | | Pinienkerne | 674 kcal |
| Quark (40 % Fett i. Tr.) | 160 kcal | | Pistazienkerne | 594 kcal |
| Romadurkäse (20 % Fett i. Tr.) | 187 kcal | | | |

| | | | |
|---|---|---|---|
| Sesamsamen | 565 kcal | Buchweizenvollmehl | 354 kcal |
| Sonnenblumenkerne | 580 kcal | Cornflakes | 372 kcal |
| Walnusskerne | 663 kcal | Dinkelmehl | 332 kcal |

**SÜSSIGKEITEN, KNABBEREIEN**

| | | | |
|---|---|---|---|
| | | Fladenbrot | 239 kcal |
| Ahornsirup | 266 kcal | Gerstenvollkornmehl | 348 kcal |
| Cracker | 499 kcal | Knäckebrot, Weizen | 318 kcal |
| Eiskonfekt | 523 kcal | Laugenbrötchen | 226 kcal |
| Honig | 327 kcal | Maisvollmehl | 323 kcal |
| Kandiszucker | 405 kcal | Mehrkornbrot | 216 kcal |
| Kartoffelchips | 539 kcal | Milchbrötchen | 274 kcal |
| Marzipan | 493 kcal | Paniermehl | 349 kcal |
| Nougat | 500 kcal | Pizzateig | 258 kcal |
| Popcorn | 368 kcal | Polenta | 339 kcal |
| Schokokuss | 279 kcal | Quinoa | 335 kcal |
| Schokolade, weiß | 542 kcal | Reismehl | 352 kcal |
| Traubenzucker | 368 kcal | Roggenbrot | 219 kcal |
| Vanillezucker | 405 kcal | Roggenmehl, Type 1150 | 319 kcal |
| Vollmilchschokolade | 531 kcal | Roggenmischbrot | 212 kcal |
| Zucker | 400 kcal | Salzbrezel | 347 kcal |

**ÖLE, FETTE**

| | | | |
|---|---|---|---|
| | | Seitan | 368 kcal |
| Butter, Süßrahm | 754 kcal | Sojamehl | 361 kcal |
| Butterschmalz | 897 kcal | Toastbrot | 262 kcal |
| Distelöl | 900 kcal | Vollkornbrot mit Sonnenblumenkernen | 231 kcal |
| Kürbiskernöl | 900 kcal | Vollkornzwieback | 364 kcal |
| Kokosfett | 900 kcal | Weißbrot | 236 kcal |
| Leinöl | 900 kcal | Weizenmehl, Type 405 | 335 kcal |
| Margarine, halbfett | 368 kcal | Weizenmischbrot | 224 kcal |

**SÜSSES GEBÄCK**

| | | | |
|---|---|---|---|
| Olivenöl | 900 kcal | Amarettini | 433 kcal |
| Palmöl | 900 kcal | Apfelkuchen | 203 kcal |
| Pflanzenmargarine | 722 kcal | Apfelstrudel, tiefgefroren | 230 kcal |
| Schweineschmalz | 898 kcal | Apfeltasche | 268 kcal |
| Sesamöl | 900 kcal | Berliner | 317 kcal |
| Sojaöl | 900 kcal | Biskuitteig | 320 kcal |
| Sonnenblumenöl | 900 kcal | Blätterteig | 375 kcal |
| Traubenkernöl | 900 kcal | Butterkekse | 422 kcal |
| Walnussöl | 900 kcal | Butterkuchen | 366 kcal |
| Weizenkeimöl | 900 kcal | Christstollen | 346 kcal |

**GETREIDE, GETREIDEPRODUKTE, BACKWAREN**

| | | | |
|---|---|---|---|
| | | Croissant | 393 kcal |
| Amaranth | 370 kcal | Hefegebäck | 249 kcal |
| Baguette | 260 kcal | | |

| | |
|---|---|
| Käsekuchen | 320 kcal |
| Lebkuchen | 395 kcal |
| Löffelbiskuit | 407 kcal |
| Marmorkuchen | 381 kcal |
| Mohnkuchen | 355 kcal |
| Nusskuchen | 417 kcal |
| Plunderteig | 276 kcal |
| Rosinenbrötchen | 231 kcal |
| Rührteig | 430 kcal |
| Sahnetorte | 365 kcal |
| Schokoladenkuchen | 473 kcal |
| Spekulatius | 398 kcal |
| Waffelteig | 472 kcal |
| Zimtschnecke | 436 kcal |
| Zitronenkuchen | 360 kcal |

## LEBENSMITTEL MIT HOHER ENERGIEDICHTE
### (AB 200 KCAL PRO 100 G)
### MILCHPRODUKTE

| | |
|---|---|
| Appenzeller (50 % Fett i. Tr.) | 386 kcal |
| Backcamembert (45 % Fett i. Tr.) | 229 kcal |
| Bavaria Blue (70 % Fett i. Tr.) | 413 kcal |
| Bel Paese (45 % Fett i. Tr.) | 373 kcal |
| Bergkäse (45 %Fett i. Tr.) | 386 kcal |
| Brie (50 % Fett i. Tr.) | 345 kcal |
| Butterkäse (60 % Fett i. Tr.) | 380 kcal |
| Cambozola (70 % Fett i. Tr.) | 413 kcal |
| Camembert (45 % Fett i. Tr.) | 285 kcal |
| Camembert (60 % Fett i. Tr.) | 378 kcal |
| Crème double | 400 kcal |
| Crème fraiche (30 % Fett) | 298 kcal |
| Edamer (45 % Fett i. Tr.) | 355 kcal |
| Feta (45 % Fett i. Tr.) | 236 kcal |
| Frischkäse, Doppelrahm | 339 kcal |
| Leerdamer (45 % Fett i. Tr.) | 352 kcal |
| Limburger (40 % Fett i. Tr.) | 268 kcal |
| Mascarpone | 460 kcal |
| Mozzarella (45 % Fett i. Tr.) | 253 kcal |
| Parmesan (37 % Fett i. Tr.) | 375 kcal |
| Pyrenäenkäse (50 % Fett i. Tr.) | 356 kcal |
| Raclettekäse (48 % Fett i. Tr.) | 343 kcal |

| | |
|---|---|
| Roquefort (45 % Fett i. Tr.) | 360 kcal |
| Sahne (30 % Fett) | 309 kcal |
| Schmand (24 % Fett) | 239 kcal |
| Schmelzkäse (30 % Fett i. Tr.) | 209 kcal |
| Schmelzkäse (45 % Fett i. Tr.) | 270 kcal |
| Tilsiter (45 % Fett i. Tr.) | 358 kcal |
| Trappistenkäse (45 % Fett i. Tr.) | 342 kcal |
| Ziegenweichkäse (45 % Fett i. Tr.) | 280 kcal |

### FISCH, MEERESFRÜCHTE

| | |
|---|---|
| Aal, geräuchert | 329 kcal |
| Bismarckhering | 210 kcal |
| Brathering | 204 kcal |
| Hering | 207 kcal |
| Kaviar | 244 kcal |
| Lachs | 202 kcal |
| Makrele, geräuchert | 222 kcal |
| Matjeshering | 267 kcal |
| Ölsardine | 222 kcal |
| Thunfisch, gegart | 226 kcal |
| Thunfisch, in Öl | 283 kcal |

### FLEISCH, GEFLÜGEL, WURST

| | |
|---|---|
| Blutwurst | 301 kcal |
| Bockwurst | 277 kcal |
| Bratwurst | 298 kcal |
| Cervelatwurst | 394 kcal |
| Ente | 227 kcal |
| Hammelkeule | 234 kcal |
| Hammelbrust | 381 kcal |
| Kalbsbratwurst | 266 kcal |
| Kalbsschnitzel, paniert | 291 kcal |
| Knackwurst | 300 kcal |
| Lammhackfleisch | 234 kcal |
| Leberpastete | 314 kcal |
| Leberwurst, grob | 326 kcal |
| Leberwurst, fein | 257 kcal |
| Mettwurst | 390 kcal |
| Mortadella | 345 kcal |
| Rinderbrust | 262 kcal |
| Rinderhackfleisch | 216 kcal |
| Salami | 371 kcal |

| | | | | |
|---|---|---|---|---|
| Schinkenspeck | 332 kcal | | Kirschsaft | 41 kcal |
| Schweinebacke | 539 kcal | | Kölschbier | 42 kcal |
| Schweinemett | 279 kcal | | Lagerbier, hell | 37 kcal |
| Schweinskopf | 324 kcal | | Latte Macchiato mit Zucker | 57 kcal |
| Suppenhuhn | 257 kcal | | Likör | 166 kcal |
| Weißwurst | 287 kcal | | Madeira | 167 kcal |
| Wiener Würstchen | 296 kcal | | Malzbier | 48 kcal |

**FERTIGGERICHTE, FASTFOOD**

| | | | | |
|---|---|---|---|---|
| | | | Mandarinensaft | 46 kcal |
| Big Tasty Bacon | 905 kcal | | Mandeldrink | 82 kcal |
| Cheeseburger | 300 kcal | | Milchkaffee | 10 kcal |
| Currywurst mit Soße | 329 kcal | | Orangensaft, frisch gepresst | 46 kcal |
| Doppel Whopper | 297 kcal | | Pilsener, Lagerbier | 43 kcal |
| Fertigpizza, Salami | 232 kcal | | Portwein | 153 kcal |
| Hamburger Big Mac | 257 kcal | | Rote-Bete-Saft | 36 kcal |
| Hamburger Royal TS | 244 kcal | | Roséwein | 88 kcal |
| McChicken | 272 kcal | | Rotwein | 66 kcal |
| McWrap Classic Beef | 253 kcal | | Rum | 231 kcal |
| Nürnberger Rostbratwurst | 297 kcal | | Sekt | 83 kcal |
| Pommes Frites | 306 kcal | | Sherry | 117 kcal |
| Schweinsbratwurst | 298 kcal | | Sojadrink | 32 kcal |
| | | | Weinbrand | 240 kcal |

**GETRÄNKE (ENERGIE PRO 100 G)**

| | | | | |
|---|---|---|---|---|
| | | | Weißwein | 70 kcal |
| Amaretto | 284 kcal | | Weizenbier | 46 kcal |
| Apfelsaft | 57 kcal | | Whiskey | 247 kcal |
| Bier, alkoholfrei | 25 kcal | | | |
| Branntwein (38 % vol.) | 210 kcal | | | |
| Buttermilch | 37 kcal | | | |
| Colagetränk | 43 kcal | | | |
| Cuba Libre 96 kcal Dessertwein | 160 kcal | | | |
| Dickmilch (3,5 % Fett) | 61 kcal | | | |
| Espresso Macchiato | 67 kcal | | | |
| Exportbier, hell | 47 kcal | | | |
| Grapefruitsaft, ungesüßt | 36 kcal | | | |
| Himbeersaft, ungesüßt | 28 kcal | | | |
| Holunderblütensirup | 184 kcal | | | |
| Holundersaft | 38 kcal | | | |
| H-Milch (1,5 % Fett) | 47 kcal | | | |
| H-Milch (3,5 % Fett) | 64 kcal | | | |
| Johannisbeernektar, rot | 61 kcal | | | |
| Johannisbeernektar, schwarz | 64 kcal | | | |
| Karottensaft | 22 kcal | | | |

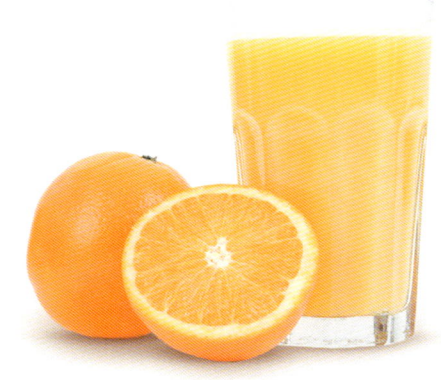

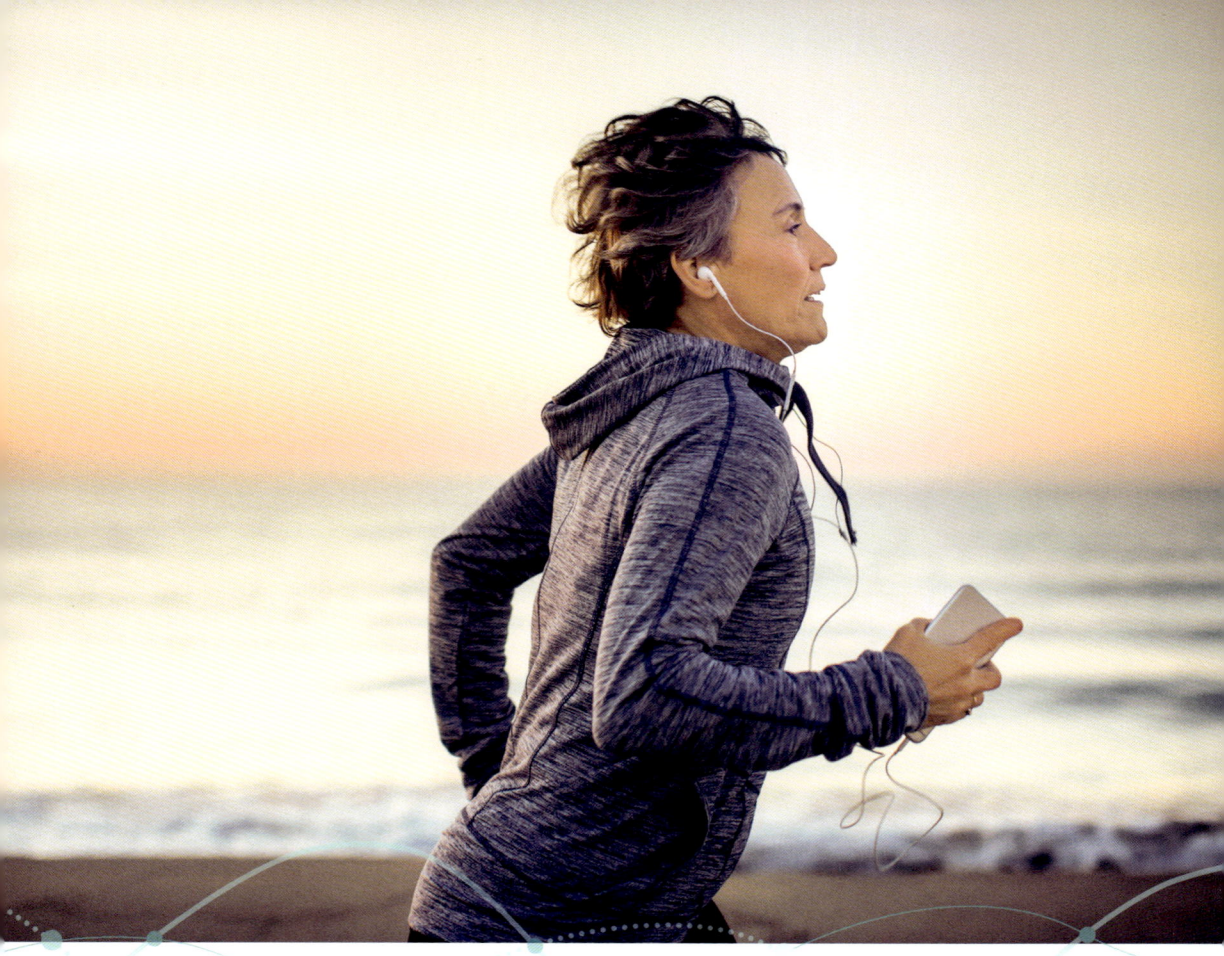

# KOMMEN SIE
## IN BEWEGUNG

**K**örperliche Aktivität verlängert das Leben! Denn sie hält die Zellen jung und schützt vor vielen Krankheiten. Das hat biophysikalische Gründe. Die Telomere (die Schutzkappen unserer Chromosomenenden, die das Erbgut in den Zellkernen schützen) werden im Lauf des Alterns bei jeder Zellteilung kürzer; damit geht der natürliche Schutz für unsere Zellen beziehungsweise unsere DNS immer mehr verloren. Irgendwann verschwinden die Kappen dann ganz, die Chromosomen verkleben und die Körperzellen sterben ab.

Die Anti-Aging-Forschung konnte inzwischen nachweisen, dass durch regelmäßige und ausreichende Bewegung negativer oxidativer Stress in den Zellen abgebaut wird. Das hat zur Folge, dass die Telomere in geringerem Maß schrumpfen, im günstigsten Fall sogar wachsen, und damit ihre Schutzfunktion unseren Zellen gegenüber besser und länger erfüllen können. Letztlich be-

## JEDE MINUTE BRINGT ETWAS

Jede Minute Bewegung senkt das Risiko, ein metabolisches Syndrom zu entwickeln und letztlich als Diabetespatient zu enden. Mit täglich zusätzlich 1 000 Schritten oder einer Gehzeit von zehn Minuten sinkt das Risiko übrigens bereits um zehn Prozent!

deutet das sogar, dass sich die Zellen verjüngen. So gesehen verjüngt Sport auch uns!

## FOREVER YOUNG – EIN TRAUM WIRD WIRKLICHKEIT

Damit geht für die Menschheit ein langersehnter Traum in Erfüllung: Bewegung ist tatsächlich ein wirkungsvoller Jungbrunnen. Denn ein »bewegtes Leben« mit regelmäßigen sportlichen Aktivitäten (und mit einer gesunden Ernährung, die reich an Antioxidantien ist, siehe Seite 39) hält gleichzeitig unsere Blutgefäße jung, stärkt Herz und Immunabwehr und senkt so das Risiko für Herz-Kreislauf-Erkrankungen. Zudem kommt der Stoffwechsel in Schwung, Stress wird abgebaut und die Muskeln wachsen. Beträchtliche Schutzeffekte hat Bewegung auch bei Rückenschmerzen, Osteoporose oder Diabetes Typ 2, ebenso trägt sie zum Schutz vor Darm- und Brustkrebs bei. Aktuelle Untersuchungen zeigen zudem, dass sich Bewegung positiv auf unsere Hirnleistung und unsere Psyche auswirken kann. Fast jede zweite Depression könnte mit ausreichend Bewegung vermieden werden.

## ENTSCHEIDEND IST DIE REGELMÄSSIGKEIT

Um das Ziel zu erreichen, sich jenseits der Altersgrenze von 50 Jahren körperlich und psychisch gesund zu fühlen, bedarf es ausreichender und regelmäßiger Aktivitäten. Denn wer sich regelmäßig bewegt, achtet meist auch in anderen Lebensbereichen mehr auf seine Gesundheit. So haben körperlich Aktive weniger Übergewicht, ernähren sich gesünder und rauchen weniger. Man könnte also sagen: Regelmäßige Bewegung löst einen gesundheitsfördernden Dominoeffekt aus.

Jede zusätzliche Bewegungseinheit bringt dabei etwas! Sofern Sie wochentags keine Zeit haben, sich sportlich zu betätigen, sollten Sie unbedingt das Wochenende nutzen. Wenn Sie es schaffen, am Samstag und Sonntag jeweils mindestens eine Stunde Ausdauertraining oder 20 Minuten Krafttraining zu absolvieren, haben Sie in jedem Fall gewonnen!

## SPORTPENSUM FÜR EFFEKTIVEN HERZSCHUTZ

Zur Prävention von Herzerkrankungen empfehlen Sportmediziner pro Woche entweder mindestens 150 Minuten moderate Bewegung oder mindestens 75 Minuten starke aerobe Belastung, etwa Joggen oder Tennis. Zusätzlich wird ein Krafttraining für die Hauptmuskelgruppen an zwei Tagen pro Woche empfohlen.

Wenn Sie jedoch Ihre Muskulatur nicht nur erhalten, sondern aufbauen wollen, dann muss es schon ein regelmäßiges Sportprogramm mit zwei bis drei Einheiten pro Woche sein, das die Muskeln wirklich fordert – so wie wir es für die Typen B (ab Seite 120) und C (ab Seite 130) entwickelt haben. Denn nur über eine sogenannte Superkompensation erreichen Sie eine Veränderung über den Status quo hinaus.

Superkompensation bedeutet, dass Sie bei jeder Einheit Ihre Muskeln derart anstrengen und damit erschöpfen müssen, dass in der anschließenden Regenerationsphase eine Anpassung stattfindet – die Muskulatur sich also für das nächste Mal an die größere Herausforderung anpasst. Das funktioniert aber nur, wenn der Körper regelmäßig, also zwei- bis dreimal pro Woche, seinen Trainingshype erfährt. Werden die Strukturen acht Tage und länger nicht gefordert, bauen sie ihren gewonnenen Fortschritt wieder ab und fallen in den vorherigen Stand zurück.

## FUNKTIONSFÄHIG BLEIBEN

Nicht nur die Muskeln, auch Gelenke, Sehnen und Bänder sind von altersbedingter Abnutzung betroffen. Trotzdem sollten sie regelmäßig belastet werden, andernfalls bilden sie sich zurück. Deshalb ist eine normale bis sportliche Belastung ab 45 Jahren wichtig für den Erhalt der Funktionsfähigkeit. Denn spätestens ab diesem Alter nimmt der altersbedingte Verschleiß deutlich zu.

Das Erfreuliche ist: Die Superkompensation lässt sich auch über das Alter von 80 Jahren hinaus noch erreichen.

# DIE HEILKRAFT DER BEWEGUNG

Bewegung hat noch viele andere Effekte auf die Gesundheit. So kann sie etwa die negativen gesundheitlichen Auswirkungen von erhöhten Cholesterinwerten, Bluthochdruck und Rauchen teilweise kompensieren. Zusammengefasst sind es folgende positive Effekte, die Sport und regelmäßige Bewegung auf unsere Körperprozesse haben:

- **In den Muskeln:** Die Muskelmasse wächst, neue Blutgefäße werden gebildet, Traubenzucker und Fettsäuren können besser aufgenommen werden.
- **Im Fettgewebe:** Während und nach der Bewegung werden verstärkt Fettdepots abgebaut. Die Folge: Gewichtsabnahme.
- **Im Herzen:** Blutgefäße bilden sich neu. Die Wundheilung verbessert sich. Das Infarktrisiko sinkt.
- **In der Leber:** Der Stoffwechsel verbessert sich. Glukose wird kontinuierlich freigesetzt; diesen permanenten Zuckerspiegel brauchen die Muskeln neben Fett, um ihre Arbeit leisten zu können.
- **Im Gehirn:** Weil vermehrt Neuronen gebildet werden, erhöht sich die Leistungsfähigkeit des Gehirns. Die Folge: besseres Gedächtnis, höhere Vorstellungskraft, gesteigerte Kreativität.

## Clever kombiniert: Ausdauersport und Intervalltraining

Für all diese äußerst wünschenswerten Anti-Aging-Effekte eignet sich am besten eine

## BEWEGUNG HILFT KREBSPATIENTEN

Bereits ein moderat veränderter Lebensstil in Richtung mehr Bewegung hat einen positiven Einfluss auf die zellulären Alterungsprozesse im Körper. Wissenschaftler vermuten, dass dies bei vielen Krebspatienten zu einem geringeren Rückfallrisiko führt. Vor allem aber kann regelmäßige und ausreichende Bewegung vor Krebserkrankungen schützen. So belegen aktuelle Studien, dass von allen Lebensstilfaktoren körperliche Aktivität die stärkste positive Wirkung auf die Prognose von Brustkrebs hat: Das Risiko reduziert sich um bis zu 80 Prozent. Das Risiko für Darmkrebs kann durch vermehrte Bewegung um 30 bis 40 Prozent sinken, das Risiko für Lungenkrebs um 20 Prozent.

Kombination aus Intervalltrainings mit Joggen oder Radfahren und Krafttraining. Diese Erkenntnis basiert auf den Untersuchungsergebnissen deutscher Forscher am Universitätsklinikum Homburg. Sie fanden heraus, dass speziell Ausdauersportarten und intensives Intervalltraining sich besonders positiv auf die Aktivität des Enzyms Telomerase auswirken – sie hat sich in der Untersuchung in etwa verdoppelt! Dieses Enzym des Zellkerns stellt die Telomere, die Schutzkappen unserer Chromosomenenden, wieder her und hat damit direkten Einfluss auf den Alterungsprozess. Und das ist noch nicht alles.

Mit HIIT (High Intensity Interval Training, siehe ab Seite 116 und 127) lassen sich folgende mehr oder weniger direkt sicht- und fühlbare Effekte erreichen:

- optimiertes Körpergewicht
- vergrößerter Herzmuskel, verbesserte Herzleistung
- gesenkter Ruhepuls
- ausgeglichener Blutdruck
- geringere Arterienverkalkung
- erhöhtes Lungenvolumen
- erhöhte Sauerstoffaufnahme
- straffere Haut
- erhöhte Knochendichte
- mehr Ausgeglichenheit und Lebensfreude

Zwar hatte Krafttraining im Rahmen der Untersuchung keinen spürbaren Effekt auf die Telomeraseaktivität und damit auch nicht direkt auf eine Lebensverlängerung. Doch sehen Bewegungstherapeuten im richtigen Krafttraining einen bedeutenden Einfluss auf die Lebensqualität im Alter, die entscheidend von der individuellen Leistungsfähigkeit abhängt – und diese wiederum zu einem großen Teil vom Zustand der Muskulatur. Immerhin verliert der Mensch pro Lebensjahrzehnt zehn Prozent an Muskelkraft. Dieser Prozess beginnt schleichend etwa ab 30 Jahren und verstärkt sich ab 60 deutlich.

Das heißt, je älter wir werden desto wichtiger ist es im Sinne von Muskelerhaltung und Muskelaufbau, die Muskulatur gezielt zu beschäftigen. »Use it or lose it« (»Benutze es oder verliere es«) – diese Redewendung trifft gerade hier voll zu: Wer seine Muskeln nicht über das normale Alltagsmaß hinaus beansprucht, verliert sie immer mehr. Deshalb kommen Sie auf Ihrem Weg zu mehr gesunden Jahren an einem ausgeklügelten Krafttraining nicht vorbei. Ab Seite 120 und 130 geben wir Ihnen konkrete Empfehlungen und Anweisungen dafür.

## Für mehr Bewegung ist es nie zu spät

Wer sich jetzt entmutigt fühlt und aufgeben will, weil er als Bewegungsmuffel und Couchpotatoe keinerlei Interesse an intensivem Sport hat – weder im Ausdauer- noch im Kraftbereich, für den gilt: Jede noch so kleine Veränderung weg von der Inaktivität hin zu mehr Aktivität im Alltag nützt Ihrer Gesundheit und Ihrem Wohlbefinden. Dafür ist es nie zu spät. Auch bei älteren Menschen, die bisher kaum körperlich aktiv waren, lässt sich noch einiges in Sachen Leistungsfähigkeit und Wohlbefinden erreichen – einfach nur durch Bewegung, die in den normalen Tagesablauf eingebaut wird. Zusammen mit den weiteren von uns ausgearbeiteten typgerechten Lebensstiländerungen in Sachen Ernährung und Entspannung für den Typ A (ab Seite 111) sind auch für Sie »mehr gute Jahre« drin.

Dass körperlich Aktive während ihres ganzen Lebens nicht nur leistungsfähiger und gesünder sind, sondern auch länger leben, hat eine Analyse der Lebensumstände betagter Menschen in den USA gezeigt: Alle mit »überdurchschnittlich hohem Lebensalter« (über 90 Jahre) bewegten sich mehr als der Durchschnitt. Dadurch verringert sich das Sterberisiko erheblich.

Die gute Nachricht: Bisher gänzlich Inaktive können sich – sobald sie regelmäßige Bewegung in ihr Leben einbauen – jederzeit dem günstigeren Gesundheitszustand der Aktiven annähern. Fazit: Körperlich Aktive leben länger, sind mobiler, eigenständiger und im Alter weniger auf Pflege angewiesen.

## TIPP

Nach intensiver Beanspruchung der Muskeln, wie etwa nach sportlichem Training verlangen unsere Muskeln vermehrt nach Nährstoffen.

Eiweiß steht hier an erster Stelle, denn es liefert dem Körper die Grundbausteine von Muskelfasern: Aminosäuren. Ohne Eiweiß kann deshalb keine Reparatur der Muskel-Mikrotraumata stattfinden oder sie dauert entsprechend länger, weil der Organismus die erforderlichen Aminosäuren aus anderen Körperquellen mobilisieren muss. Nehmen Sie daher unmittelbar nach dem Training reichlich Eiweiß zu sich.

Wer den Regenerationsprozess seiner Muskeln zusätzlich unterstützen möchte, gönnt dem Körper vor dem Schlafengehen noch eine extra Eiweißration.

Gleichzeitig braucht der Körper Mineralstoffe und Vitamine, damit die zugeführten Proteine besser verwertet werden. Sie fördern zudem den Hormonausstoß für einen effektiven Erholungsprozess. Aber auch Kohlenhydrate werden jetzt gebraucht (wer abnehmen will, nicht zu viele!), um die Glykogenspeicher der Muskeln wieder aufzufüllen.

Generell dankt unser Körper eine gesunde, ausgewogene Ernährung mit weniger Erschöpfung und höherer Trainingsleistung.

# FIGUR IN BESTFORM

**Attraktivität, körperliche Fitness und Dynamik belohnt unsere moderne Gesellschaft mit äußerst positivem Feedback. Das Motto »Erfolg ist sexy« lässt sich so gesehen auch umkehren: »Sexy sein sorgt für Erfolg« – das gilt für Frauen ebenso wie für Männer.**

Wer gut aussieht, bekommt den besseren Job, die steilere Karriere, die tollere Frau, den tolleren Mann. Studien belegen, dass körperlich attraktive Menschen hinsichtlich ihrer Persönlichkeitseigenschaften positiver beurteilt werden. Sie gelten im Allgemeinen als aufgeschlossener und glücklicher als weniger attraktive.

Aus diesem Grund werden gut aussehende Menschen in der Gesellschaft auch besser behandelt, wie Psychologen immer wieder bestätigen. Sie bekommen beispielsweise mehr Aufmerksamkeit und positives Feedback als Menschen, die weniger dem aktuell geltenden Schönheitsideal entsprechen. Mehr Freunde, mehr gesellschaftliche Anerkennung, größere Beliebtheit sind durchaus Faktoren für mehr Lebensqualität. Allein diese Aussicht sollte für viele schon Grund und Ansporn genug sein, um ihr Körpergewicht zu normalisieren. Wenn damit dann auch noch mehr Gesundheit, gesteigertes Wohlbefinden und verbesserte Leistungsfähigkeit einhergehen, gibt es keine Ausreden mehr, das Ziel Normalgewicht mit aller Energie anzustreben.

## DER DIREKTE WEG ZUM WUNSCHGEWICHT

Machen Sie sich bewusst, wie sehr gesunde, energiearme Ernährung und ausreichende Bewegung Ihnen dabei helfen können. Der Verbrauch von Kalorien wird nämlich sowohl von der Nahrungsaufnahme als auch von körperlichen Aktivitäten beeinflusst. Doch den größten Einfluss hat unsere metabolische Rate – damit ist der Stoffwechsel im Ruhezustand gemeint. Er wiederum ist abhängig vom Gewicht und der vorhandenen Muskelmasse. Je mehr fettfreie Masse, desto effizienter der Stoffwechsel.

Der beste Weg, Fett in Muskeln umzuwandeln, ist Krafttraining (siehe ab Seite 120 und 130). Gleichzeitig hilft Ausdauertraining hervorragend dabei, das Gewicht zu reduzieren. Daraus folgt: Ein Intervalltraining mit seinen speziell gewählten Trainingsumfängen und Trainingsintensitäten (siehe ab Seite 117 und 127) ist die ideale Kombination aus Kraft- und Ausdauertraining, die nicht nur Spaß macht, sondern der effizienteste und dauerhafteste Weg zu Ihrem Wunschgewicht ist.

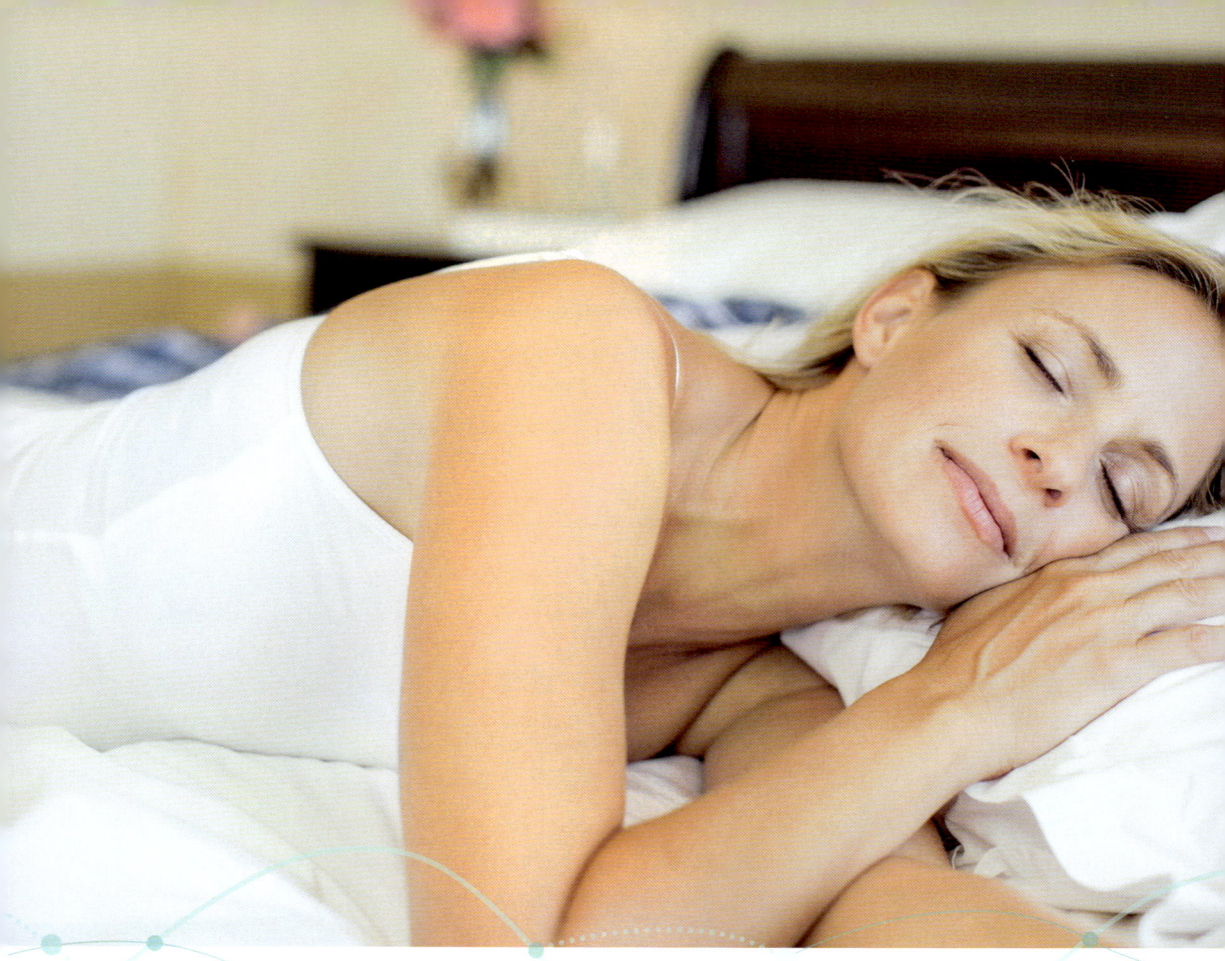

# SORGEN SIE FÜR GUTEN SCHLAF UND ERHOLUNG

Im Schlaf passiert ungeheuer viel in unserem Körper, von dem wir nichts ahnen. Während der Nacht wird eine Vielzahl von Hormonen ausgeschüttet, die lebenswichtige Aufgaben erfüllen. Beispielsweise Wachstumshormone, die dafür sorgen, dass sich Körperzellen regenerieren, Gewebe repariert wird, Muskeln und Knochen wachsen. Außerdem werden nachts vermehrt Abwehrzellen gebildet. Umgekehrt bedeutet das: Eine schlechte Schlafqualität und permanenter Schlafmangel schwächen unser Immunsystem. Wer zu wenig oder zu schlecht schläft, lebt überhaupt ungesund und stirbt unter Umständen früher.

Ein guter Schlaf gilt dagegen zurecht als die »beste Medizin«. So weiß man heute, dass ausreichender Schlaf überaus wichtig ist für eine gute Verdauung. Das heißt, der Stoffwechsel und die Fettverbrennung funktionieren nur dann optimal, wenn der Körper genügend Ruhe findet, um über die unge-

# TIPP

Die Aufnahme von Omega-3-Fettsäuren vor dem Schlafengehen (also mit dem Abendessen, aber auch in Form von Fischölkapseln, siehe Seite 106) wirkt sich mehrfach positiv aus: Omega-3-Fettsäuren nehmen Angstzustände, wirken Depressionen entgegen und heben die Laune. Außerdem fördern sie das Muskelwachstum und erhöhen die Insulinsensitivität. Unser Organismus braucht Omega-3-Fettsäuren aber auch für die in der Nacht stattfindenden Reparaturprozesse.
Worauf es im Hinblick auf einen guten Schlaf außerdem besonders ankommt: Öle mit der Omega-3-Fettsäure DHA (Docosahexaensäure), wie zum Beispiel Fischöl oder Krillöl, fördern die Produktion des Wohlfühlhormons Serotonin und mindern somit Stress, der den Schlaf stört.

## DIE UHR IN UNSEREM GEHIRN

Eines der Hauptprobleme beim Thema Schlafmangel ist, dass viele Menschen gar nicht wissen, wie viel Schlaf sie brauchen und wann für sie die beste Schlafenszeit ist. Das liegt daran, dass wir in Zeiten von Dauerstress, ständiger Überforderung und Zeitmangel kaum mehr die Ruhe und Muße finden, auf eindeutige Körpersignale zu achten. Das heißt, würde die Selbstwahrnehmung funktionieren, könnten wir problemlos unsere »innere Uhr« hören beziehungsweise spüren. Denn der menschliche Körper funktioniert im 24-Stunden-Takt. Dahinter stecken komplexe biochemische Prozesse in unseren Zellen, die von Botenstoffen in Gang gesetzt werden und die Vorgänge im Organismus in 24-Stunden-Zyklen einteilt. Die Schlafmedizin nennt das den zirkadianen Rhythmus, der den Schlaf- und Wachzustand, die Körpertemperatur, den Blutdruck und das Immunsystem bestimmt. Es ist die Hauptuhr im Gehirn, die den Takt für den Körper vorgibt. Dieser Takt wird von äußeren Umweltreizen beeinflusst – beim Menschen vor allem durch Licht, also vom Tag-Nacht-Rhythmus. Über Hormone oder das Nervensystem vermittelt das Gehirn den verschiedenen Körperregionen die aktuelle innere Uhrzeit, sodass beispielsweise Organfunktionen rechtzeitig gestartet oder gestoppt werden.
Kommt diese innere Uhr ins Stolpern, kann das verheerende Auswirkungen auf den Organismus haben. Denn zahlreiche Körperfunktionen und Stoffwechselvorgänge verlieren ihren natürlichen Takt. Besonders betroffen sind deshalb beispielsweise Schichtarbeiter, deren zirkadianer Rhythmus beim Schichtwechsel ständig durchein-

störte Verdauungsarbeit den Fetthaushalt zu stabilisieren. So gesehen ist Übergewicht eine typische Folge von schlechtem oder zu wenig Schlaf. Das hat unter anderem damit zu tun, dass Schlafstörungen die Ausschüttung von Leptin (das für das Sättigungsgefühl verantwortlich ist) reduzieren und die Produktion von Ghrelin (das Hungergefühle verursacht) fördern. Die Folge ist, dass der Appetit tagsüber ansteigt. Das bedeutet: Wer nicht ausreichend oder gut genug schläft, isst oft größere Mengen als nötig und neigt langfristig zu Übergewicht.

anderkommt. Entsprechend höher ist bei ihnen das Risiko, an Brustkrebs oder an einer Stoffwechselstörung zu erkranken.

## STÖRFAKTOREN AUSSCHALTEN

Um das körpereigene System durcheinanderzubringen, genügen jedoch weit geringere äußere Einflüsse, wie etwa die Störfaktoren, die wir bereits auf Seite 27 beschrieben haben. Aber auch das blaue Licht von E-Book-Readern oder Tablets stört den natürlichen Schlafrhythmus empfindlich. Der erste und einfachste Schritt in Richtung guter Schlaf ist daher, belastende (Licht-) Reize – wie zum Beispiel Tablet, Smart-

### BLAUES LICHT STÖRT DEN SCHLAF

Speziell das blaue Licht aus verschiedenen Lichtquellen (Leuchtstoffröhren, Laptops, Handys) verhindert die Ausschüttung des Schlafhormons Melatonin. Der Körper »denkt« bei solcher Beleuchtung, es sei Tag. Deshalb sollte man möglichst zwei Stunden vor dem Schlafengehen nicht mehr vor dem Bildschirm sitzen. Es gibt aber auch die technische Möglichkeit, den Blaulichtanteil auszufiltern, zum Beispiel mit dem Programm »f.lux«. Im Schlafzimmer empfiehlt es sich, Leuchten ohne Blaulichtanteil zu haben.

phone, E-Book-Reader, TV-Gerät oder digitale Zeitanzeige – zu eliminieren.

Licht im Schlafzimmer verhindert die Ausschüttung des Schlafhormons Melatonin – dafür genügen schon kleinste Lichtquellen, wie zum Beispiel an Geräten im Stand-by-Modus. Deshalb raten Schlafexperten, keine Elektronik im Schlafzimmer zu haben und den Raum möglichst mit Vorhängen oder Jalousien komplett abzudunkeln. Auch eine Schlafmaske kann nützlich sein.

Ein nicht zu unterschätzender Faktor bei gestörtem Schlaf sind elektromagnetische Felder. Mittlerweile sind wir umgeben von allen möglichen Frequenzen – ob WLAN, Handyempfang, Haushaltsgeräte, TV, Radio oder Hochspannungsleitungen. Das menschliche Gehirn passt sich diesen Frequenzen an. Und das kann zu Schlafproblemen führen. Deshalb sollten Sie möglichst alle elektrischen Geräte aus dem Schlafzimmer entfernen oder wenigstens ausstecken. Nehmen Sie bitte auch kein Handy mit ans Bett – bestenfalls im Flugmodus – und schalten Sie nachts das WLAN ab.

Ein Schlafstörer sind zudem Geräusche. Zwar lassen sich Straßen- und Schienenlärm in Großstädten kaum vermeiden, doch auch wenn wir meinen, wir hätten uns an den Geräuschpegel gewöhnt, wirkt er trotzdem auf den Organismus. Denn auch im Schlaf nehmen wir jedes Geräusch wahr. Eine sehr einfache Lösung bieten hier Ohrstöpsel – und Stille kehrt ein. Probieren Sie es aus!

Zu den weniger leichten Übungen zählt, lieb gewonnene Gewohnheiten zu ändern. Zum Beispiel bis kurz vor dem Schlafengehen fernzusehen und dabei ein Glas Rotwein oder Bier zu trinken, um die Entspannung zu fördern. Das erfordert schon einen konsequenten Veränderungswillen. Möchten Sie auf Ihr Feierabendbier dennoch so gar nicht

# TIPP

Eine gute Schlafhilfe sind auch ätherische Öle. Insbesondere Lavendel- und Melissenöl haben einen positiven Effekt auf den Schlaf. Sie können die Öle auf verschiedene Weise anwenden: Geben Sie den Zusatz abends, wenn Sie auf dem Sofa sitzen, in eine Duftlampe. Oder Sie besprühen Ihr Bettzeug vor dem Schlafengehen mit einem Gemisch aus Wasser und Lavendel- und Melissenöl. Auch eine Möglichkeit: Sie geben beim Waschen Ihrer Bettwäsche ein wenig Öl hinzu.

verzichten, dann sollten Sie es möglichst früh am Abend genießen, um wenigstens zwei Stunden bevor Sie ins Bett gehen, Ihren Körper nicht mehr unnötig mit dem Genussgift Alkohol zu belasten.

## DEN PERSÖNLICHEN RHYTHMUS FINDEN

Sehr hilfreich – und gar nicht so schwer – ist es, den eigenen (Schlaf-) Rhythmus, der durch die Gene beeinflusst wird, bewusst wahrzunehmen. Das gelingt am besten am Wochenende oder im Urlaub. Finden Sie heraus, zu welcher Uhrzeit Sie von selbst müde oder wach werden und geben Sie dem konsequent nach. Zwingen Sie sich also nicht, abends länger aufzubleiben oder morgens länger liegenzubleiben. Es bedarf schon einer gewissen Konsequenz, die bisherige Gewohnheit abzulegen und nach der inne-

ren Uhr zu schlafen. Aber es ist nur eine Frage der Zeit, bis man den neuen Rhythmus verinnerlicht hat.

Falls es Ihr täglicher Ablauf erlaubt, sollten Sie sich dringend an eine feste Schlafenszeit halten. Wenn Sie möglichst immer zu gleichen Zeiten zu Bett gehen und aufstehen, wird sich durch diese Regelmäßigkeit die Qualität Ihres Schlafs spürbar verbessern, denn der Körper weiß schon vorher, wann er die entscheidenden Regenerationsprozesse einleiten soll.

Der menschliche Organismus hat nicht nur einen Schlafzyklus, sondern auch einen Temperaturzyklus. Das wirkt sich dadurch aus, dass die Körpertemperatur morgens steigt und abends sinkt. Zu hohe Zimmertemperaturen eignen sich nicht für einen guten Schlaf. Drehen Sie deshalb nachts die Heizung im Schlafzimmer herunter. Ein Richtwert für die Raumtemperatur zum Schlafen liegt bei 15 bis 16 °C. Die optimale Temperatur ist individuell unterschiedlich und abhängig vom Kälteempfinden.

# TIPP

Um in den Schlaf zu finden, kann ein Schlafritual hilfreich sein: Weil es dem Körper signalisiert, dass Schlafenszeit ist, wird man automatisch müde. Das Ritual kann beispielsweise ein langsamer Spaziergang sein, eine Yoga- oder Meditationsübung, aber auch ein bestimmter Tee oder beruhigende Musik. Wenn das Ritual einmal etabliert ist, verkürzt es in vielen Fällen die Einschlafzeit.

## SCHLAFQUALITÄT LÄSST SICH MESSEN

Ob und in welchem Maße sich Ihr Körper nachts tatsächlich erholt, lässt sich über einen modernen Test sehr konkret herausfinden. Die Herzraten-Variabilität-Messung ist eine biophysische beziehungsweise physiologische Messung über drei Tage und drei Nächte. Ein kleiner auf die Brust gehefteter Rekorder misst die Herzschläge mit einer 1 000-Hertz-Frequenz. Die Variabilität beschreibt die Abstände zwischen den einzelnen Herzschlägen.

Heute weiß die Medizin, dass sich ein gesundes Herz permanent an die individuellen Lebensbedingungen des Menschen anpasst. Das heißt, ein Herz ist gerade dann »in bester Ordnung«, wenn es variabel schlägt. Schlägt es stoisch konstant, ist es gestresst. Die sogenannte Varusaktivität des Herzens zeigt demnach an, ob man sich in einem entspannten Zustand befindet oder nicht. Über das Messverfahren lässt sich also anhand des Verlaufs der Varusaktivität des Herzens zusammen mit der Messung des Cortisolspiegels feststellen, wie gut die Schlafqualität ist und wie gut man sich nachts regeneriert.

Warum werden die Aufnahmen über drei Tage und drei Nächte gemacht? Weil Untersuchungen gezeigt haben, dass das Verhältnis von Stress zur Regeneration am Samstag am schlechtesten ist. Der Grund dafür ist, dass ganze 50 Prozent des Stresses im Privatleben entstehen. Deshalb bringt der Herzraten-Variabilität-Rekorder die realistischsten Daten, wenn die Messdaten sowohl während des beruflichen als auch während des privaten Alltags erhoben werden. Erst dann lässt sich genau erkennen, wo im Leben die größte Last steckt und welches Verhalten sich wie auf das Stress- und Regenerationssystem auswirkt.

Die Aufnahmen des Rekorders geben Aufschluss über die Varusaktivität des Herzens während der Nachtphasen. Bei Personen, die bis kurz vor dem Zubettgehen stark belastet sind, ist der gesamte Organismus in der ersten Schlafphase immer noch »auf Stress geschaltet« – obwohl sie schlafen! Nicht selten kommt es bei besonders intensivem Stress vor, dass sogar zwei von drei Nachtphasen biologisch von Stress gekennzeichnet sind. Das ist vor allem bei spätem Alkoholkonsum, Abendsport oder intensiver Nutzung von Handy oder Computer bis in die Nacht der Fall.

Es gibt einfach anzuwendende Geräte, mit denen jeder seine individuelle Herzfrequenzvariabilität (Heart Rate Variability, HRV) berechnen und gleichzeitig den Stress- und Regenerationszustand messen

### DIE OPTIMALE TRAININGSZEIT HERAUSFINDEN

Neben dem Regenerationsstatus kann man mit der Herzraten-Variabilität-Messung auch das Herz-Kreislauf-System und den Stoffwechsel beurteilen. Damit ist beispielsweise bei Sportlern zu erkennen, ob ihr Sport positive oder eventuell negative Effekte auf die Regeneration hat. Daraufhin lässt sich eine konkrete Empfehlung geben, für wen welcher Sport zu welcher Uhrzeit in welcher Intensität ideal ist.

kann. Sie funktionieren wie etwa »ithlete« in Verbindung mit einem iPhone oder iPod touch. Dann gibt es die Herzfrequenzmessgeräte von Polar mit HRV-Funktionen und den Stresspilot von »biocomfort«. Mit der HRV-Messung ist es möglich, den eigenen Regenerationsstand zu überwachen.

## PAUSEN DER ACHTSAMKEIT

Um die für eine optimale Regeneration so wichtige Selbstwahrnehmung zu stärken, ist es vor allem wichtig, Achtsamkeit zu üben. Das bedeutet eigentlich nichts anderes, als bewusst mehr »im Moment zu leben«. Und das wiederum heißt wahrzunehmen, was im Hier und Jetzt passiert und was im Hier und Jetzt ansteht. Also genau in diesem Moment – nicht in fünf Minuten, nicht in ein paar Stunden, nicht morgen oder nächste Woche. Nein, genau jetzt!

Sie wachen beispielsweise morgens auf und denken eben (noch) nicht daran, was der Tag alles bringen mag. Vielmehr spüren Sie bewusst Ihren Körper und Ihren Geist – wie sie langsam munter werden. Noch im Bett strecken und recken Sie sich, um den Schlaf aus den Gliedern zu bekommen und den Organismus auf das Aufstehen vorzubereiten. Sie nehmen das Wachwerden damit ganz bewusst wahr und ermöglichen es Ihrem Körper, sich auf die kommenden Aktivitäten vorzubereiten, idealerweise kombiniert mit positiven Gedanken für den Tag. Den meisten Nutzen von solchen Achtsamkeitsübungen werden Sie haben, wenn Sie über den Tag verteilt immer wieder solche »Regenerationsinseln« einbauen, um Ihr Gedankenkarussell anzuhalten und Ihrem Geist eine Pause zu gönnen. Setzen Sie sich

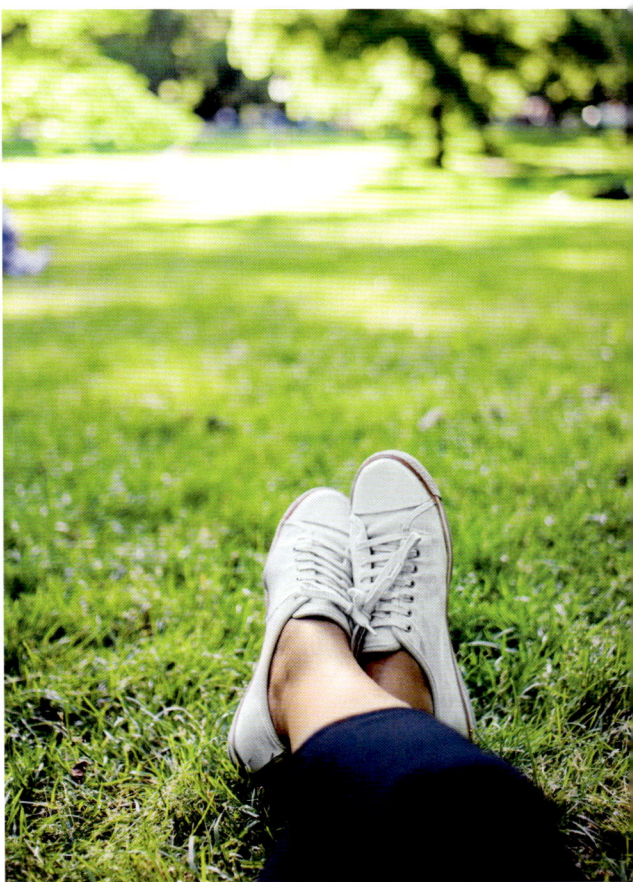

**Wer regelmäßig Pausen einlegt, tankt neue Kraft für die kommenden Aktivitäten.**

doch in Ihrer Mittagspause einfach mal fünf Minuten an einen stillen Platz und lauschen Sie den Vögeln. Sie werden es sofort spüren: Stress, Druck und Sorgen lassen sofort nach und Sie kehren mental gestärkt zu Ihrer Arbeit zurück. Auch das ist erfolgreiche Regeneration und eine Frage von Übung. Am besten, Sie gewöhnen sich feste Zeiten an, um sich solche ruhigen und bewussten Momente zu gönnen. Besonders effektiv sind sie am Abend vor dem Schlafengehen und lassen sich auch sehr gut kombinieren mit einem Spaziergang im Park oder einem wohltuenden warmen Bad.

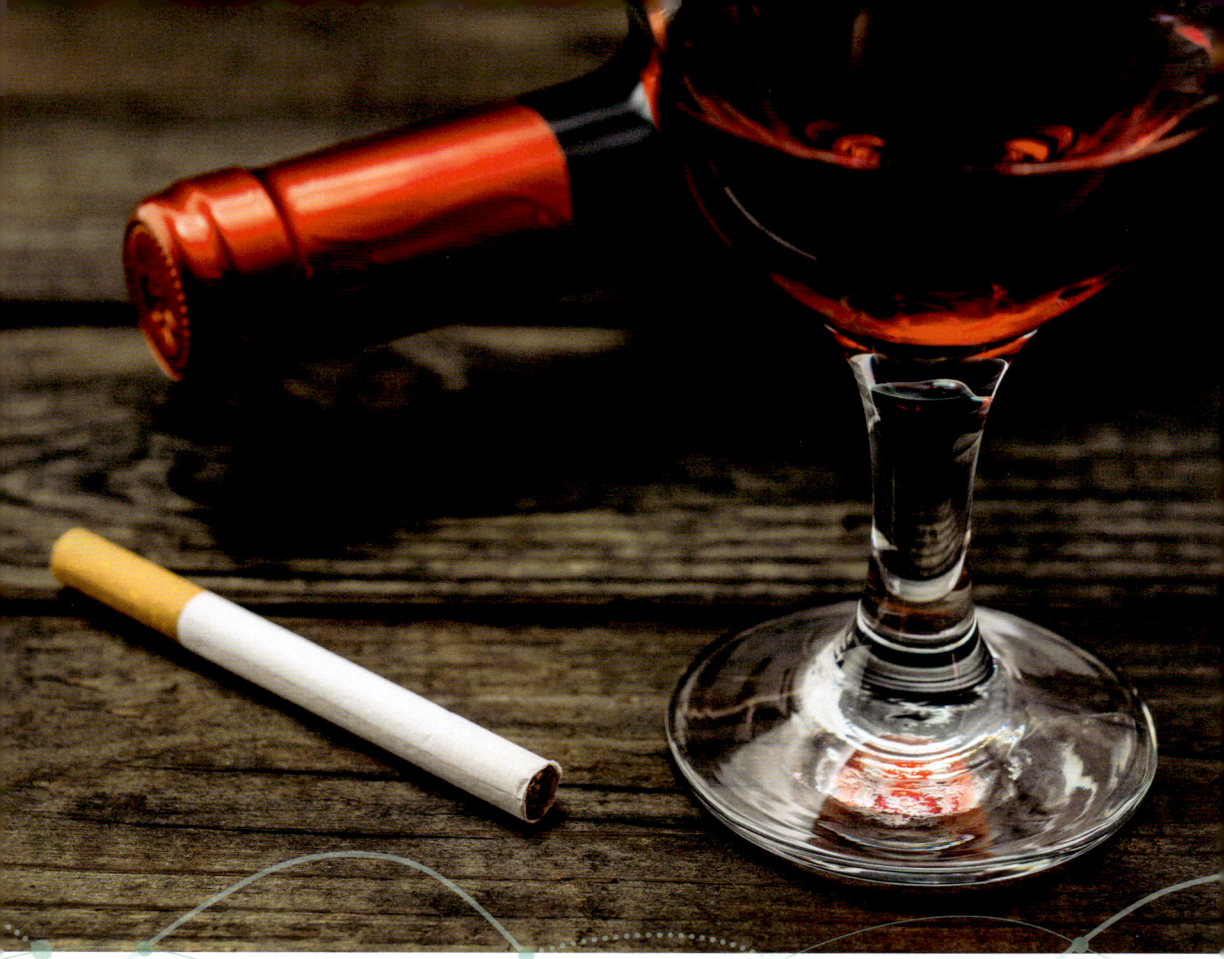

# VERZICHTEN SIE AUF ALKOHOL UND NIKOTIN

Nach den erschreckenden Informationen darüber, was Alkohol im menschlichen Körper alles anrichten kann (siehe ab Seite 28), nun eine erfreuliche Nachricht: Das mit Alkoholkonsum assoziierte Risiko für Krebserkrankungen ist tatsächlich umkehrbar, wenn man mit dem Trinken aufhört.

Bei Krebsarten, die den oberen Verdauungsapparat mit Kopf, Hals und Bauchspeicheldrüse betreffen, nimmt das Risiko zwar über die Jahre eines übermäßigen Konsums zu, bei Abstinenz aber wieder ab und nach rund 20 Jahren ohne Alkohol liegt es wieder auf dem Niveau eines Nichttrinkers. Selbst für Leberschäden gibt es Hinweise für eine Umkehrbarkeit der Erkrankung – nach etwa 23 Jahren Abstinenz.

Die unmissverständliche Botschaft lautet demnach: Besser spät als nie! Denn es gibt kaum eine Lebensstilsünde, die größere gesundheitliche Schäden anrichten und letzten

Endes mehr Lebensjahre kosten kann als übermäßiger Alkoholkonsum.

## KANN ALKOHOL DAS HERZ SCHÜTZEN?

Wie steht es nun mit einem moderaten Alkoholkonsum? Hier sind sich die Mediziner nach wie vor nicht einig, ob er sich positiv auf die Herzgesundheit auswirkt oder nicht. An der Universität Cambridge wurde deshalb erneut der Zusammenhang zwischen einem moderaten Alkoholkonsum und einem niedrigeren Risiko für Herz-Kreislauf-Erkrankungen untersucht. Das Ergebnis aus der Beobachtung von 1,9 Millionen Krankenakten erwachsener Briten über 30 Jahren: Im Vergleich zu einem mäßigen

Alkoholkonsum steht Alkoholabstinenz in Verbindung mit einem erhöhten Risiko auf verschiedene Herz-Kreislauf-Erkrankungen. Mäßiger Alkoholkonsum wird definiert mit sechs Gläsern Wein (à 200 ml) oder sechs Gläsern Bier (à 500 ml) pro Woche. Personen mit höherem Alkoholkonsum hatten laut der Studie allerdings, ebenso wie Personen, die keinen Alkohol tranken, ein erhöhtes Risiko auf Herz-Kreislauf-Erkrankungen, wie Herzinsuffizienz oder Schlaganfall. Das bedeutet im Umkehrschluss, dass ein mäßiger Alkoholkonsum vor diesen Erkrankungen schützen könnte.

### Gesunde Alternativen

Diese Ergebnisse sollten jedoch auf keinen Fall als Ermunterung zum Alkoholgenuss

**Es muss nicht immer Wein oder Bier sein. Frisch gepresste Obst- und Gemüsesäfte sind eine gesunde und leckere Alternative mit einer Vielzahl an bunten Varianten.**

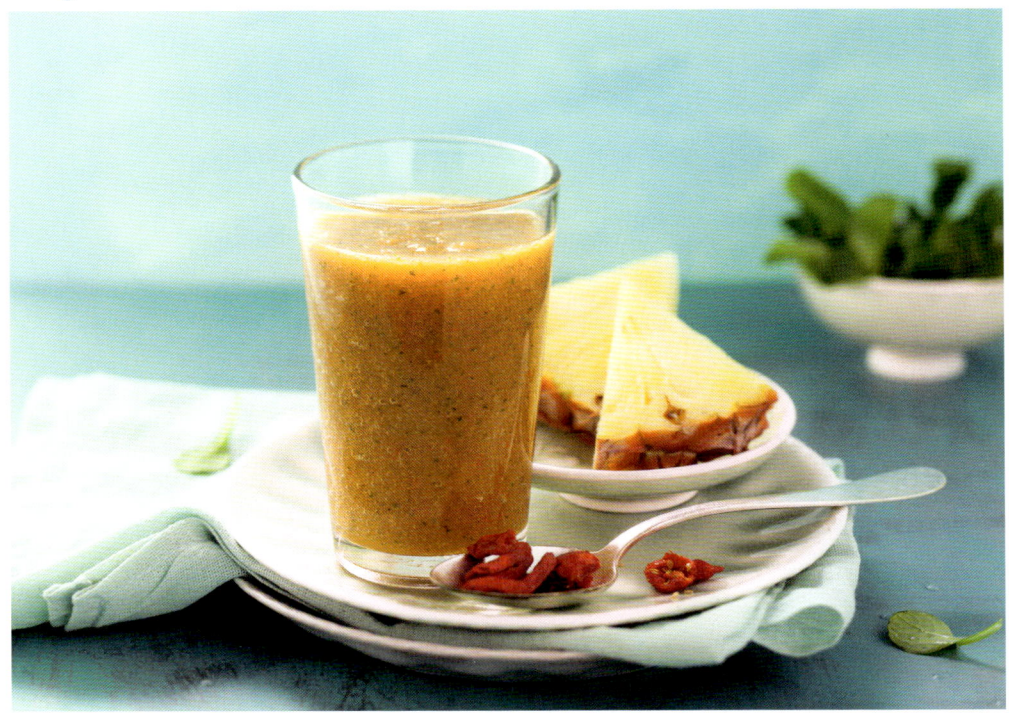

## TIPP

Wenn schon Alkohol, verteilen Sie Ihren Konsum besser über die Woche, anstatt mehrere Gläser pro Tag zu trinken. Und um der Gefahr einer Alkoholsucht zu entgehen, sollten Sie zudem möglichst an zwei Tagen pro Woche völlig alkoholfrei bleiben.

missverstanden werden. Alkohol ist schließlich ein gefährliches Zellgift für den Körper, das nachweislich abhängig macht, die Leber schädigt und bestimmte Krebsarten auslösen kann. Und eines ist sicher: Es gibt effektivere und sicherere Methoden, sich vor Herz-Kreislauf-Erkrankungen zu schützen, nämlich Bewegung, gesunde Ernährung, Regeneration und Nikotinverzicht.

Übrigens gibt es hervorragende Alternativen zu Wein & Co. Immer mehr Sternerestaurants bieten zum Beispiel Tees oder Saftgetränke zu ihren Menüs an. So passt etwa ein Tee von der Zitronenverbene oder ein dünner Anistee hervorragend zu Meeresfrüchten. Und Darjeeling harmoniert mit Rinderfilet & Co. Dazu passt aber auch ein roter Traubensaft – wie sich überhaupt gute Speisen mit frisch gepressten, naturbelassenen Frucht- und Gemüsesäften oder aromatisiertem Wasser gut ergänzen.

## RAUCHVERZICHT HAT NUR VORTEILE

Für den Nikotinkonsum gilt: Der Rauchstopp lohnt sich immer. Zu jedem Zeitpunkt. Natürlich ist früher besser als später.

Der Körper dankt es Ihnen jedenfalls schon nach zwei Wochen Tabakverzicht, indem der Blutdruck sinkt und die Sauerstoffkapazität des Bluts steigt. Eine Verbesserung Ihrer Kondition und damit Ihrer allgemeinen Leistungsfähigkeit spüren Sie nach sechs Monaten.

Die erfreulichste Nachricht aber ist, dass sich die Lunge nach etwa zwei Jahren nahezu vollständig erholt – und zwar so weit, dass zehn Jahre nach dem Rauchstopp das Risiko, an Lungenkrebs zu erkranken, wieder bei dem eines Nichtrauchers liegt. Die Gefahr für einen Schlaganfall nimmt nach fünf Jahren deutlich ab und sogar Menschen mit Herz-Kreislauf-Erkrankungen reduzieren durch den Zigarettenverzicht ihr Risiko für einen Herzinfarkt oder Schlaganfall.

Als Raucher, Passivraucher oder Ex-Raucher ist es ratsam, die routinemäßigen Vorsorgeuntersuchungen wahrzunehmen. Herz-Kreislauf- oder Atemwegserkrankungen, Arteriosklerose oder Krebs sind dann frühzeitig erkennbar. Eine Lungenfunktionsprüfung zeigt, ob eine Erkrankung der Atemwege vorliegt. Die beste Maßnahme zum Schutz vor solchen Erkrankungen ist natürlich der Nikotinverzicht.

Ihr Arzt kann Ihnen verschiedene Möglichkeiten für eine Raucherentwöhnung aufzeigen. Sie haben dabei die Wahl zwischen medikamentösen und nicht-medikamentösen Methoden. Zu den rezeptfreien medikamentösen zählen Nikotinersatztherapien mit beispielsweise Nikotinkaugummi, Nikotinpflaster oder Nikotin-Lutschtabletten. Erfolgversprechend sind auch nicht-medikamentöse Möglichkeiten wie Akupunktur, Hypnose oder autogenes Training. Aber auch das ersatzweise Rauchen von Kräuterzigaretten hat schon manchem geholfen, vom Nikotin loszukommen.

# SO OPTIMIEREN SIE IHRE LEBENSQUALITÄT

**Machen Sie die Optimierung Ihrer Lebensqualität zu Ihrem persönlichen Projekt. Damit haben Sie die größten Erfolgsaussichten! In den folgenden Kapiteln erfahren Sie Schritt für Schritt, wie es geht.**

Ein Projekt verspricht dann am meisten Erfolg, wenn vor dem Projektstart eine klare Struktur vorhanden ist, die maximale Orientierung gibt. Das bedeutet nichts anderes als eine perfekte Vorbereitung auf das Vorhaben. In unserem Fall ist das Vorhaben, einen gesunden Lebensstil zu praktizieren mit dem Ziel: »mehr gute Jahre«.

Die dafür notwendige Struktur ist ein vierstufiges Konzept, das Sie in den folgenden zwei Kapiteln kennenlernen werden. Dieses Konzept umfasst

- eine individuelle Standortbestimmung
- die konkrete Zielsetzung
- die detaillierte Planung
- die praktische Umsetzung

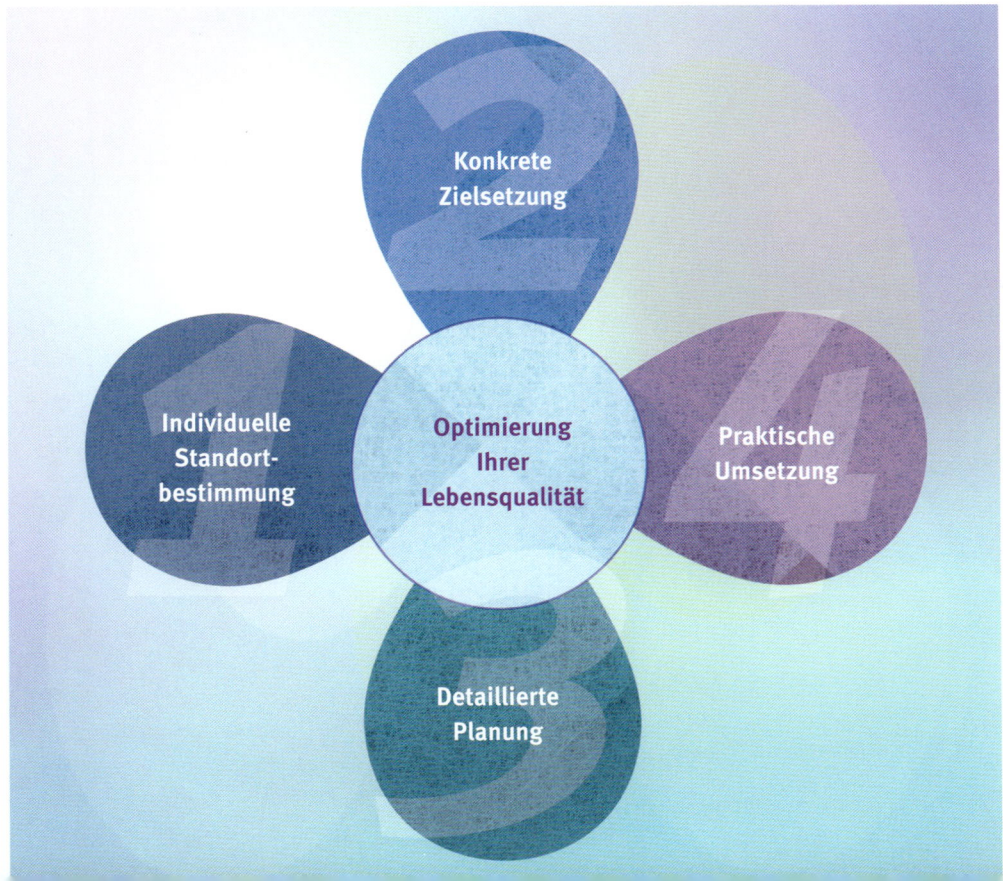

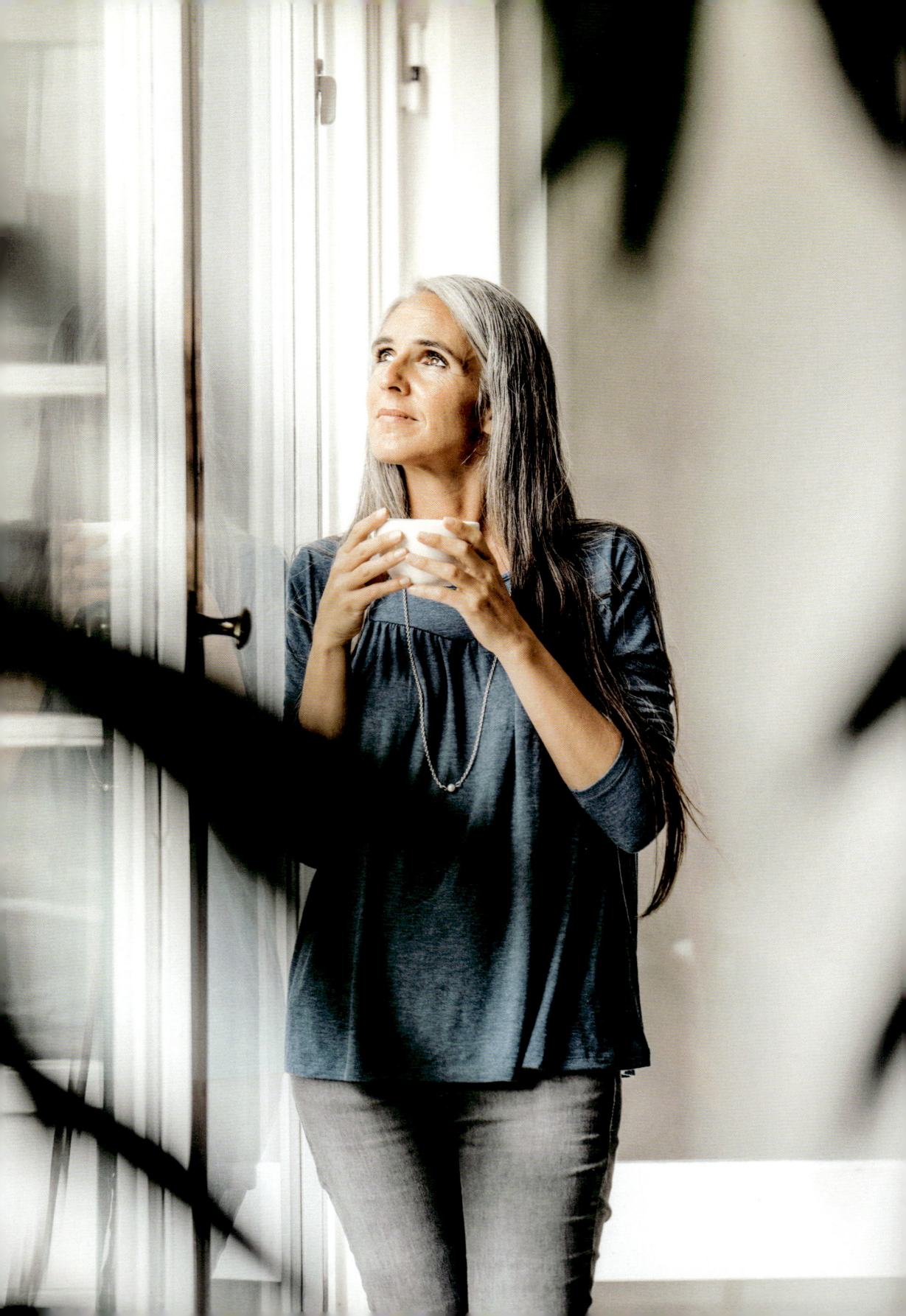

# BEVOR ES LOSGEHT

Wer weiß, wo er steht, kann besser erkennen, wohin er möchte. Deshalb beginnt jedes Projekt mit einer detaillierten Analyse der Ist-Situation. Sie definiert den Startpunkt. Im zweiten Schritt geht es um den Bestimmungsort und den Weg dorthin. Erst wenn der Startpunkt und das Ziel bekannt sind, kann der Startschuss fallen.

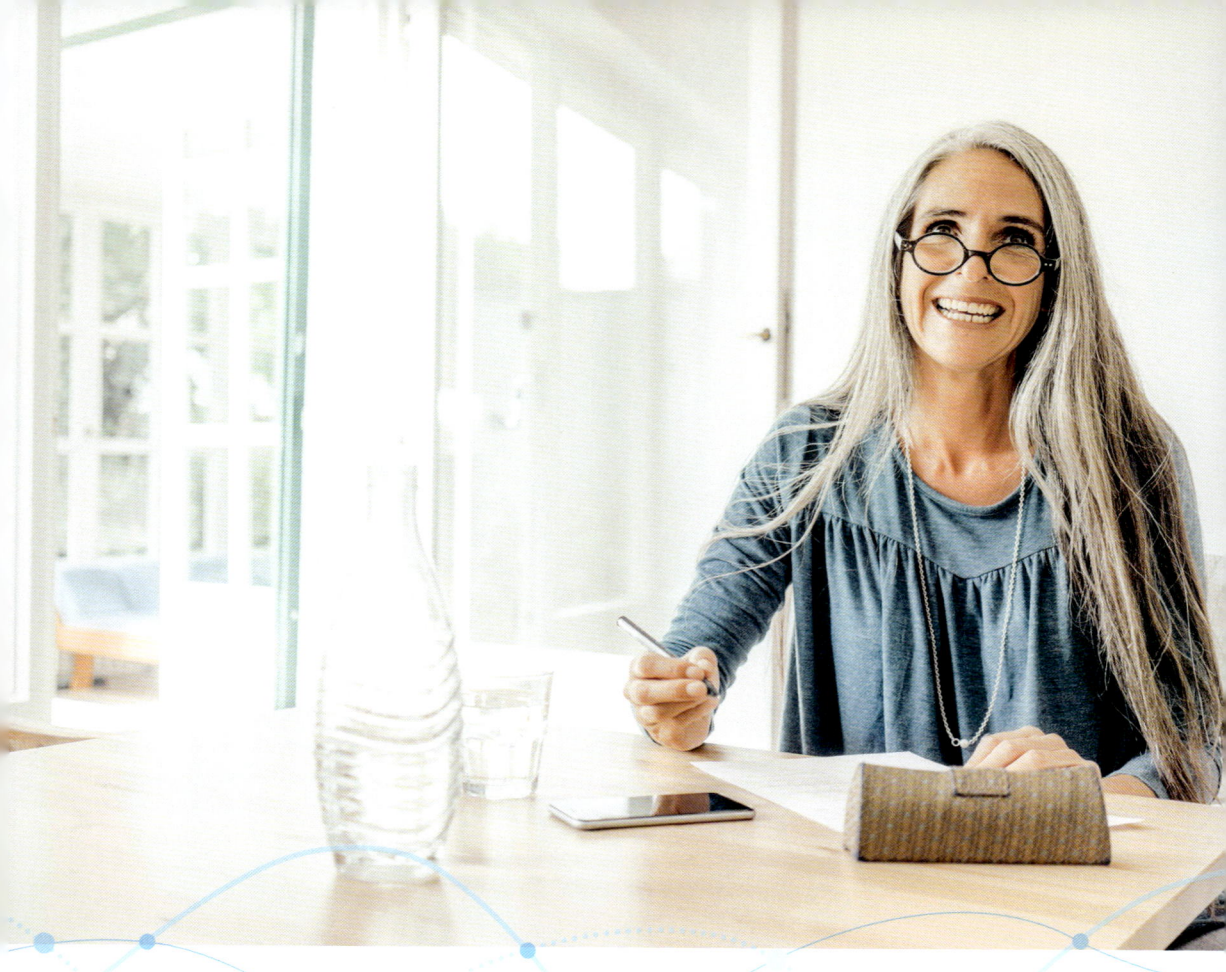

# BESTIMMEN SIE
# IHREN STANDORT

**D**er Einstieg in Ihr persönliches Projekt ist die Beantwortung einer ganzen Reihe von Fragen:

Wo stehe ich bezüglich meines Stresslevels und meiner Ernährungsgewohnheiten? Wie hoch ist mein täglicher Kalorienverbrauch? Habe ich genügend Bewegung oder riskiere ich aufgrund eines eklatanten Bewegungsmangels gesundheitliche Defizite? Wie steht es um meine körperliche Fitness? Wäre es an der Zeit abzunehmen, um meine Leistungsfähigkeit zu verbessern? Vermittelt mir mein Bauchumfang ein gesundheitliches Risiko? Besteht für mich Handlungsbedarf aufgrund mangelnder körperlicher und geistiger Regenerationsfähigkeit?

Um all diese Fragen zu klären, bevor es losgeht, nutzen Sie die Tests auf den folgenden Seiten für eine ehrliche Bestandsaufnahme. Sie bestimmt am Ende die Qualität der Umsetzung und ist damit der Schlüssel zum Erfolg Ihrer Bemühungen.

# TEST: IHR PERSÖNLICHES STRESSLEVEL

Der folgende Test zeigt Ihnen auf, in welchem individuellen Stresszustand Sie sich zurzeit befinden. Sind Sie eher ausgeglichen, schon leicht angespannt oder dauergestresst? Finden Sie es heraus, indem Sie die folgenden Fragen ehrlich und möglichst zügig beantworten.

Bitte geben Sie zu jeder Aussage eine von vier möglichen Antworten, die angibt, wie häufig die Feststellung auf Ihr Leben in den letzten vier Wochen zutrifft.

1 = fast nie
2 = manchmal
3 = häufig
4 = meistens

Überlegen Sie dabei bitte nicht lange. Es gibt kein Richtig oder Falsch.

| | | | | |
|---|---|---|---|---|
| **1. Ich fühle mich einsam und isoliert.** | 1 | 2 | 3 | 4 |
| **2. Ich fürchte, meine Ziele nicht erreichen zu können.** | 1 | 2 | 3 | 4 |
| **3. Ich fühle mich frustriert.** | 1 | 2 | 3 | 4 |
| **4. Meine Probleme scheinen sich aufzutürmen.** | 1 | 2 | 3 | 4 |
| **5. Ich habe viele Sorgen.** | 1 | 2 | 3 | 4 |
| **6. Ich fühle mich entmutigt.** | 1 | 2 | 3 | 4 |
| **7. Ich habe Angst vor der Zukunft.** | 1 | 2 | 3 | 4 |
| **8. Ich fühle mich häufig unausgeruht.** | 1 | 2 | 3 | 4 |
| **9. Ich bin häufig gereizt oder missgelaunt.** | 1 | 2 | 3 | 4 |
| **10. Ich befinde mich in Konfliktsituationen.** | 1 | 2 | 3 | 4 |
| **11. Ich fühle mich unruhig.** | 1 | 2 | 3 | 4 |
| **12. Ich fühle mich angespannt.** | 1 | 2 | 3 | 4 |
| **13. Ich fühle mich ausgelaugt.** | 1 | 2 | 3 | 4 |
| **14. Ich fühle mich mental erschöpft.** | 1 | 2 | 3 | 4 |
| **15. Ich habe Probleme, mich zu entspannen.** | 1 | 2 | 3 | 4 |
| **16. Ich habe das Gefühl, dass zu viele Forderungen an mich gestellt werden.** | 1 | 2 | 3 | 4 |
| **17. Ich habe viel zu tun.** | 1 | 2 | 3 | 4 |
| **18. Ich fühle mich von anderen unter Druck gesetzt.** | 1 | 2 | 3 | 4 |

| 19. Ich muss zu viele Ent-scheidungen treffen. | 1 | 2 | 3 | 4 |
|---|---|---|---|---|

| 20. Ich fühle mich gehetzt. | 1 | 2 | 3 | 4 |
|---|---|---|---|---|

| 21. Ich habe nicht genug Zeit für mich. | 1 | 2 | 3 | 4 |
|---|---|---|---|---|

| 22. Ich fühle mich unter Termindruck. | 1 | 2 | 3 | 4 |
|---|---|---|---|---|

| 23. Ich habe das Gefühl, häufig Dinge zu tun, weil ich sie tun muss, und nicht, weil ich sie tun will. | 1 | 2 | 3 | 4 |
|---|---|---|---|---|

| 24. Ich fühle mich kritisiert oder bewertet. | 1 | 2 | 3 | 4 |
|---|---|---|---|---|

| 25. Ich fühle mich mit Ver-antwortung überladen. | 1 | 2 | 3 | 4 |
|---|---|---|---|---|

| 26. Ich kann Dinge tun, die ich wirklich mag. | 1 | 2 | 3 | 4 |
|---|---|---|---|---|

| 27. Ich bin voller Energie. | 1 | 2 | 3 | 4 |
|---|---|---|---|---|

| 28. Ich fühle mich sicher und geschützt. | 1 | 2 | 3 | 4 |
|---|---|---|---|---|

| 29. Ich habe Spaß. | 1 | 2 | 3 | 4 |
|---|---|---|---|---|

| 30. Ich bin zuversichtlich und leichten Herzens. | 1 | 2 | 3 | 4 |
|---|---|---|---|---|

## AUSWERTUNG

Addieren Sie nun separat für die unten angegebenen vier Bereiche alle Punkte Ihrer Antworten, um die einzelnen Parameter Ihres Stressempfindens zu bestimmen.

**Sorgen:**
Maximale Summe der Fragen 1 bis 7 = 28 Punkte

**Anspannung:**
Maximale Summe der Fragen 8 bis 15 = 32 Punkte

**Anforderungen:**
Maximale Summe der Fragen 16 bis 25 = 40 Punkte

**Freude:**
Maximale Summe der Fragen 26 bis 30 = 20 Punkte

Hohe Werte in den einzelnen Bereichen bedeuten eine starke Ausprägung der jeweiligen Eigenschaft – also große Sorgen, enorme Anspannung, hohe Anforderungen oder große Lebensfreude. Um Ihr individuelles Stresslevel zu bestimmen, ziehen Sie bitte von den addierten Punkten der Fragen 1 bis 25 den Wert der Fragen 26 bis 30 ab. **Erreichbare Mindestpunktzahl = 20 Punkte Erreichbare Höchstpunktzahl = 95 Punkte** Sollte Ihr Endergebnis über 50 Punkten liegen, bedeutet das, dass Sie äußerst angespannt sind, sich möglicherweise viel zu viele Sorgen machen und darunter Ihre Lebensfreude und Gelassenheit stark leiden. In diesem Fall empfehlen wir Ihnen unsere Tipps ab Seite 114 für einen – zumindest teilweise – entstressten Lebensstil.

# TEST: IHR INDIVIDUELLES ERNÄHRUNGSVERHALTEN

Wo liegen Ihre Ernährungsschwächen und wo Ihre Ernährungsstärken?
Finden Sie heraus, ob es Handlungsbedarf bezüglich Ihres Essverhaltens gibt,
indem Sie die folgenden Fragen ehrlich beantworten.

### 1. Wo nehmen Sie Ihre Speisen zu sich?

A  Am Esstisch ohne Ablenkung (10 Punkte)

B  Am Esstisch mit Ablenkung von Fernseher, Handy, Zeitschrift etc. (5 Punkte)

C  Zwischendurch im Stehen (0 Punkte)

### 2. Wie oft kochen Sie selbst?

A  1 bis 4 Mal pro Woche (5 Punkte)

B  Mindestens 5 Mal pro Woche (10 Punkte)

C  Selten (0 Punkte)

### 3. Was trinken Sie zur Mahlzeit?

A  Nichts (5 Punkte)

B  Zuckerhaltige Getränke wie Limo, Cola, Saft (0 Punkte)

C  Wasser (10 Punkte)

### 4. Was essen Sie bei einer Heißhungerattacke am ehesten?

A  Süßigkeiten (0 Punkte)

B  Obst (5 Punkte)

C  Nichts (10 Punkte)

### 5. Welches Speiseöl benutzen Sie zum Kochen?

A  Olivenöl (5 Punkte)

B  Sonnenblumenöl (0 Punkte)

C  Rapsöl (10 Punkte)

### 6. Wie oft essen Sie rotes Fleisch?

A  Mehr als 3 Mal pro Woche (0 Punkte)

B  Bis zu 3 Mal pro Woche (5 Punkte)

C  Gar nicht (10 Punkte)

### 7. Welche Brotsorte bevorzugen Sie?

A  Weißbrot, Toast (0 Punkte)

B  Mischbrot (5 Punkte)

C  Vollkornbrot, Pumpernickel (10 Punkte)

### 8. Auf welche Lebensmittelqualität legen Sie besonderen Wert?

A  Bio, saisonal, regional (10 Punkte)

B  Natürlich, möglichst wenig verarbeitet (5 Punkte)

C  Preisgünstig (0 Punkte)

**9. Wie häufig essen Sie Vollkornnudeln oder Vollkornreis?**

A    5 bis 9 Mal pro Woche (10 Punkte)

B    2 bis 3 Mal pro Woche (5 Punkte)

C    Höchstens 1 Mal pro Woche (2 Punkte)

**10. Wie häufig essen Sie Wurstwaren?**

A    Selten (10 Punkte)

B    5 bis 7 Mal pro Woche (0 Punkte)

C    3 bis 4 Mal pro Woche (5 Punkte)

**11. Wie oft essen Sie Fastfood?**

A    1 bis 2 Mal pro Woche (5 Punkte)

B    Selten (0 Punkte)

C    Mehr als 3 Mal pro Woche (10 Punkte)

**12. Wie oft haben Sie Heißhungerattacken?**

A    1 Mal pro Woche (5 Punkte)

B    Fast täglich (0 Punkte)

C    Selten (10 Punkte)

**13. Wie oft waren Sie bereits auf Diät?**

A    Noch nie (10 Punkte)

B    Sehr oft (0 Punkte)

C    Einige Male (5 Punkte)

**14. Wann essen Sie die letzte Mahlzeit am Tag?**

A    2 bis 3 Stunden vor dem Schlafengehen (10 Punkte)

B    Beim Fernsehen (Snacks) (0 Punkte)

C    Kurz vor dem Schlafengehen (5 Punkte)

**15. Achten Sie gewöhnlich auf Inhaltstoffe von Lebensmitteln?**

A    Ja, immer (10 Punkte)

B    Nur bei manchen Produkten (5 Punkte)

C    Selten (0 Punkte)

**16. Wie oft trinken Sie zuckerhaltige Getränke wie Softdrinks oder Fruchtnektar?**

A    Täglich 2 bis 3 Gläser (0 Punkte)

B    Mindestens 2 Mal pro Woche 1 Glas (5 Punkte)

C    Wenn überhaupt, dann frische Säfte einmal pro Woche (10 Punkte)

**17. Achten Sie auf Ihren Eiweißbedarf?**

A    Ab und zu nehme ich Eiweißprodukte oder -präparate zu mir (5 Punkte)

B    Ja, ich verzehre über den Tag verteilt ausreichend eiweißreiche Lebensmittel (10 Punkte)

C    Nein (0 Punkte)

**18. Wo essen Sie an einem Arbeitstag zu Mittag?**

A    In der Kantine (5 Punkte)

B    Im Restaurant mit frisch zubereiteten Speisen (10 Punkte)

C    Im Schnellimbiss oder Fastfood-Restaurant (0 Punkte)

**19. Wie oft essen Sie vor dem Fernseher?**

A    1 bis 3 Mal pro Woche (5 Punkte)

B    Nie, ich esse ausschließlich am Esstisch (10 Punkte)

C    Oft (0 Punkte)

**20. Waschen Sie Obst oder Gemüse jedes Mal vor dem Verzehr?**

A    Immer (10 Punkte)

B    Nie (0 Punkte)

C    Manchmal (5 Punkte)

**21. Wie viel Zeit nehmen Sie sich gewöhnlich für eine Mahlzeit?**

A    Ich esse meist unterwegs (0 Punkte)

B    10 bis 20 Minuten (5 Punkte)

C    Mehr als 20 Minuten (10 Punkte)

**22. Salzen Sie Ihre Speisen nach?**

A    Ja, meistens (0 Punkte)

B    Manchmal, wenn das Essen fade schmeckt (5 Punkte)

C    Fast nie (10 Punkte)

**23. Welche Aussage trifft auf Sie zu?**

A    Ich höre auf zu essen, wenn der Teller leer ist (5 Punkte)

B    Ich esse zunächst eine kleine Portion und lege nach, wenn ich noch hungrig bin (10 Punkte)

C    Ich esse häufig auch noch die Reste (0 Punkte)

**24. Wie oft benutzen Sie Butter zum Kochen?**

A    Selten oder nie (10 Punkte)

B    1 bis 2 Mal pro Woche (5 Punkte)

C    Immer, wenn ich koche (0 Punkte)

## AUSWERTUNG

Addieren Sie bitte alle Punkte und lesen Sie, was Ihre Gesamtpunktzahl über Ihre Ernährungsgewohnheiten aussagt.

**200 bis 240 Punkte**
Prima! An Ihren Essgewohnheiten gibt es nichts auszusetzen. Ob intuitiv oder bewusst, Sie ernähren sich gesund und leistungsfördernd. Weiter so!

**100 bis 199 Punkte**
Nicht schlecht! Aber es gibt noch Luft nach oben. Suchen Sie sich gezielt Themen aus, die Sie problemlos verbessern können. Das Ziel sollte sein, beim nächsten Test weitere Punkte zu gewinnen.

**0 bis 99 Punkte**
Sie wissen es selbst sicher längst: An Ihren Essgewohnheiten muss sich dringend etwas ändern. Versuchen Sie, in kleinen Schritten mehrere Themen anzugehen, um in die nächste Bewertungsstufe zu kommen. Danach arbeiten Sie konsequent weiter, um Ihr Ergebnis stetig zu verbessern. Bleiben Sie dran, Sie schaffen das!

# SO VERBESSERN SIE IHRE ESSGEWOHNHEITEN

Sofern Sie mit Ihrem Testergebnis zum Thema Ernährungsverhalten noch nicht zufrieden sind, haben wir hier ein paar konkrete Ernährungstipps für Sie. Damit können Sie lernen, schlechte Essgewohnheiten abzulegen.

Dabei ist es wichtig, dass Sie Ihre neuen Essgewohnheiten im wahrsten Sinne des Wortes trainieren. Denn schlechte Gewohnheiten sind schwer zu verändern. Je mehr der nachfolgend genannten Punkte Sie berücksichtigen, desto leichter wird es Ihnen fallen. Machen Sie sich bewusst, dass Essen nicht einfach nur der reinen Nahrungsaufnahme dient, sondern ein ritueller Akt ist, der Ihrem Organismus guttun soll.

- Hören Sie auf Ihren Körper, damit Sie lernen, Appetit und Hunger voneinander zu unterscheiden. Dabei hilft, zunächst ein Glas Wasser zu trinken, um zu sehen, ob das Hungergefühl bleibt. Achten Sie darauf, wann sich Ihr hungriger Magen meldet, und planen Sie dementsprechend Ihre Mahlzeiten ein.

- Wählen Sie die Abstände zwischen den Mahlzeiten so, dass Sie keine Heißhungerattacken bekommen.
- Meist sind die Augen größer als der Magen, deshalb lieber kleinere Portionen wählen und gegebenenfalls nachfassen.
- Behalten Sie die Energiedichte Ihrer Speisen im Blick (siehe ab Seite 50). Meiden Sie Lebensmittel mit mehr als 200 kcal pro 100 Gramm. Dazu gehört beispielsweise Fastfood. Kombiniert mit frischem Salat oder Obst ist aber auch ab und zu mal ein Burger oder ein Döner erlaubt.
- Essen Sie in Ruhe im Sitzen. Suchen Sie dafür einen festen Platz auf, möglichst an einem Tisch. Kauen Sie jeden Bissen ganz bewusst und sorgfältig. Und nehmen Sie sich nach dem Essen mindestens fünf Minuten Zeit, bevor Sie wieder Ihren Alltagsaktivitäten nachgehen.
- Alles läuft darauf hinaus, dass Sie Ihre »schlechten« Gewohnheiten ändern. Muss es tatsächlich gezuckerter Kaffee oder Schokolade vor dem Fernseher sein? Machen Sie sich bewusst, was Ihrem Körper guttut und was ihm schadet.

# TEST: WIE GEFÄHRLICH IST IHR ALKOHOLKONSUM?

Wie stark umfangreicher Alkoholkonsum die Gesundheit und Lebensqualität gefährdet, haben wir ab Seite 28 beschrieben. Schätzen Sie nun Ihr persönliches Risiko anhand der folgenden Aussagen ein.

1. Ich trinke täglich Alkohol.

2. Ich trinke mehr als zwei alkoholische Getränke pro Tag.

3. Mein Partner hat mich schon des Öfteren darum gebeten, meinen Alkoholkonsum zu reduzieren.

4. Ich habe schon mehrmals versucht, weniger zu trinken – bisher ohne Erfolg.

5. Wenn ich Stress habe, hilft Alkohol mir beim Abschalten.

6. Mit Alkohol kann ich abends besser einschlafen.

7. Es gibt Zeiten, in denen ich an mehreren Tagen in Folge betrunken bin.

8. Ich fahre manchmal Auto, obwohl ich Alkohol getrunken habe.

## AUSWERTUNG

Haben Sie mehr als fünf dieser Aussagen mit Ja beantwortet, sollte Ihnen klar sein, dass Ihr Umgang mit Alkohol ein Problem ist. Es besteht dringender Handlungsbedarf. Holen Sie sich fachmännischen Rat. Bei drei oder vier positiven Antworten sollten Sie unbedingt darauf achten, dass Alkohol keine zu große Rolle in Ihrem Leben spielt. Gehen Sie bewusster damit um.

Zur Orientierung: Als stark gefährdend gelten täglich mehr als vier Alkoholeinheiten à 12 Gramm. Ein Glas Bier (330 ml) etwa enthält rund 12,7 Gramm reinen Alkohol. Bei Männern gelten bis zu 24 Gramm Alkohol (zwei 330-ml-Gläser Bier) am Tag als risikoarm. Bei Frauen ist es nur die Hälfte, nämlich 12 Gramm pro Tag. Das wäre beispielsweise ein 150-ml-Glas Wein.

# TEST: IHRE FITNESS UND LEISTUNGSFÄHIGKEIT

Anhand der folgenden Aussagen können Sie erkennen, ob Sie sich generell zu wenig bewegen. Die nachfolgenden Tests zu Ausdauer, Kraft, Ruhepuls und Bauchumfang helfen Ihnen außerdem bei der Einschätzung, welches Sportprogramm (siehe Seite 95) am besten zu Ihnen passt.

1. Nach ein paar hundert Metern Gehen in normaler Schrittgeschwindigkeit fühle ich mich bereits erschöpft.

2. Beim Treppensteigen muss ich schon nach wenigen Stufen eine kurze Pause einlegen.

3. Mit meinen Fingerspitzen komme ich nicht mehr an meine Füße.

4. Meine Gelenke schmerzen und sie knacken häufig, wenn ich mich bewege.

5. Mein Gleichgewichtssinn lässt immer weiter nach.

6. Ich habe häufiger Verspannungen und sie werden immer schlimmer.

7. Je weniger ich mich bewege, desto höher steigt mein Blutdruck.

8. Mir fehlt jede Motivation zum Sport.

9. Selbst mäßiger Sport verursacht bei mir tagelangen Muskelkater.

10. Nach einem kurzen Sprint wird mir leicht schlecht und schwindlig. Dann bin ich stundenlang erschöpft und meine Beine fühlen sich an wie Blei.

## AUSWERTUNG

Unter klassischem Bewegungsmangel leiden Sie, wenn Sie nur drei Fragen mit Ja beantwortet haben. Die folgenden Tests sagen Ihnen, wo genau es hakt.

## DER AUSDAUERTEST

Wie es um Ihre Ausdauer steht, können Sie am besten mit dem sogenannten Coopertest herausfinden. Dafür müssen Sie zwölf Minuten lang so weit wie möglich laufen. Am einfachsten geht das natürlich auf einem Sportplatz mit üblicher 400-Meter-Laufstrecke. Dann weiß man gleich, welche Strecke man absolviert hat.

Laufen Sie nach kurzem Aufwärmen – sehr langsamem Joggen – vom Startpunkt los. Laufen Sie in gleichmäßigem Tempo so weit es eben geht (zur Not eine Gehpause einlegen) und nehmen Sie mit einer Stoppuhr die Zeit. Nach zwölf Minuten zählen Sie die geschafften Bahnen plus die zusätzlichen Meter einer nicht vollendeten Bahn. Wer sich voll auf das Laufen konzentrieren möchte, nimmt sich einen »Assistenten« zum Rundenzählen und Zeitstoppen. Notieren Sie dann Ihre Punktzahl.

**Für Männer gilt:**

| | |
|---|---|
| › 1 650 m | 1 Punkt |
| › 2 050 m | 2 Punkte |
| › 2 450 m | 3 Punkte |

**Für Frauen gilt:**

| | |
|---|---|
| › 1 400 m | 1 Punkt |
| › 1 750 m | 2 Punkte |
| › 2 200 m | 3 Punkte |

## DER KRAFTTEST FÜR DIE BEINE

Wie viele Strecksprünge schaffen Sie ohne Pause? Gehen Sie in die Hocke und legen Sie die Hände neben Ihre Füße. Springen Sie so hoch Sie können und strecken Sie sich dabei. Nach dem Aufkommen auf dem Boden erneut in die Hocke gehen und springen.

**Für Männer gilt:**

| | |
|---|---|
| Bis 9 | 0 Punkte |
| 10 bis 15 | 1 Punkt |
| 16 bis 20 | 2 Punkte |
| 21 und mehr | 3 Punkte |

**Für Frauen gilt:**

| | |
|---|---|
| Bis 4 | 0 Punkte |
| 5 bis 9 | 1 Punkt |
| 10 bis 15 | 2 Punkte |
| 16 und mehr | 3 Punkte |

## DER KRAFTTEST FÜR DIE ARME

Wie viele Liegestütze können Sie ohne Pause ausführen? Da Männer und Frauen hier deutlich unterschiedliche Leistungen erzielen, gilt für Frauen: Sie üben den Knieliegestütz, indem sie die Knie auf dem Boden aufsetzen und nur den Oberkörper bewegen. Männer testen sich im Langliegestütz, ohne die Knie aufzulegen.

**Für Männer gilt:**

| | |
|---|---|
| Bis zu 9 | 0 Punkte |
| 10 bis 19 | 1 Punkt |
| 20 bis 29 | 2 Punkte |
| 30 und mehr | 3 Punkte |

**Für Frauen gilt:**

| | |
|---|---|
| Bis zu 4 | 0 Punkte |
| 5 bis 9 | 1 Punkt |
| 10 bis 14 | 2 Punkte |
| 15 und mehr | 3 Punkte |

## DER RUHEPULS

Körperliche Aktivität ist die wichtigste Komponente bei der Vorbeugung gegen Herz-Kreislauf-Erkrankungen. Als bedeutender Faktor gilt dabei ein sinkender Ruhepuls. Nach wenigen Wochen unseres Intervalltrainings für die Typen B und C wird das bereits der Fall sein. Der Ruhepuls ist damit ein wichtiger Baustein, um festzustellen, wie intensiv Sie mit dem Training beginnen sollten, sprich: ob das Programm für Typ B oder für Typ C besser für Sie geeignet ist.

Der Ruhepuls wird gemessen, wenn keinerlei Aktivität stattfindet, idealerweise wenn es in den letzten Minuten oder besser Stunden keinerlei aktive Bewegung gab. Deshalb eignet sich die Zeit morgens vor dem Aufstehen am besten für die Messung. Entweder zählen Sie mit den Fingern an der Halsseite 30 Sekunden lang Ihren Puls und verdoppeln den Wert. Dann haben Sie den Ruhepuls pro Minute. Oder noch besser: Sie schlafen eine ganze Nacht mit dem Pulsmesser um Ihre Brust.

**Hier wird nicht nach Geschlechtern unterschieden, deshalb gilt für beide:**

| | |
|---|---|
| Über 80 Schläge pro Minute | 1 Punkt |
| 60 bis 80 Schläge | 2 Punkte |
| Bis zu 60 Schläge | 3 Punkte |

### DER BAUCHUMFANG

Ab einem gewissen Bauchumfang steigen die Risiken beim Training. Daher ist dieser Parameter wichtig für Ihre Einstufung in die richtige Typkategorie. Außerdem: Wenn Sie nach dem ersten Messen den Umfang jede Woche neu prüfen, haben Sie Ihre Abnehmerfolge konkret vor Augen. Das motiviert! **So geht's:**
Messen Sie mit freiem Oberkörper im Stehen. Dazu legen Sie ein Maßband in der Mitte zwischen der untersten Rippe und dem Becken an und führen es um Ihren Bauch herum. Atmen Sie normal aus und lesen Sie dann ab, was das Maßband anzeigt. Bewerten Sie Ihr Ergebnis wie folgt:

**Für Männer gilt:**

| | |
|---|---|
| Ab 113 cm | 0 Punkte |
| 103 bis 112 cm | 1 Punkt |
| 95 bis 102 cm | 2 Punkte |
| Bis 94 cm | 3 Punkte |

**Für Frauen gilt:**

| | |
|---|---|
| Ab 95 cm | 0 Punkte |
| 89 bis 94 cm | 1 Punkt |
| 81 bis 88 cm | 2 Punkte |
| Bis 80 cm | 3 Punkte |

### DIE GESAMTAUSWERTUNG

Zählen Sie jetzt alle Punkte zusammen. Denken Sie daran: Je besser Ihre Selbsteinschätzung, desto größer die Erfolgsaussichten. Die Gesamtpunktzahl verrät Ihnen, welche Typkategorie für Sie am besten geeignet ist, um sich nicht zu unter- oder zu überfordern.
**14 bis 15 Punkte:** Sie können problemlos das Programm für Typ C absolvieren (siehe ab Seite 126).
**9 bis 13 Punkte:** Sie sind am besten mit dem Programm für Typ B bedient (siehe ab Seite 116).
**8 oder weniger Punkte:** Wir empfehlen Ihnen, sich das Programm für Typ A vorzunehmen und zunächst Ihre Alltagsaktivitäten zu forcieren (siehe ab Seite 108). Später können Sie ja »upgraden«.

# WIE STEHT ES UM IHR KÖRPERGEWICHT?

Auf die Frage, ob Ihr Körpergewicht im Normalbereich liegt, gibt Ihnen der Body Mass Index (BMI) Auskunft. Er setzt das individuelle Körpergewicht ins Verhältnis zur Körpergröße.

## Body Mass Index

Nutzen Sie also folgende Formel, um zu erfahren ob Sie über-, unter- oder normalgewichtig sind:
Körpergewicht (in Kilogramm) geteilt durch Körpergröße (in Meter) zum Quadrat.
Ein Mensch mit einer Körpergröße von 1,77 Metern und einem Körpergewicht von 85 Kilogramm käme demnach auf folgendes Ergebnis:
85 : (1,77 × 1,77) = BMI 27,15
Dabei gilt:
- BMI von 17,0 bis 18,5 = leichtes Untergewicht
- BMI von 18,6 bis 25 = Normalgewicht
- BMI von 25,1 bis 30,0 = Übergewicht
- BMI über 30,0 = Adipositas (Fettleibigkeit)

## Ihr täglicher Kalorienbedarf

Sollten Sie zu den Menschen gehören, die etwas an Gewicht verlieren möchten, um mehr Lebensqualität zu bekommen, ist es zudem sehr hilfreich, Ihren individuellen Energieverbrauch zu kennen. Erst dann können Sie einschätzen, wie viele Kalorien Sie zu sich nehmen können, um nicht zuzunehmen beziehungsweise um abzunehmen. Ihr täglicher Gesamtenergieverbrauch setzt sich zusammen aus dem Grundumsatz (GU) und dem Leistungsumsatz.

Der Grundumsatz ist die Energiemenge (Kalorien), die Ihr Körper benötigt, um seine Grundfunktionen in völliger Ruhe, also ohne körperliche Anstrengung, aufrechtzuerhalten. Wir verbrennen nämlich immer Kalorien, auch wenn wir nicht aktiv sind und uns nicht bewegen. Der Grundumsatz ist abhängig von Körpergröße, Gewicht, Alter und Geschlecht.

Das Alter spielt eine erhebliche Rolle beim individuellen Grundumsatz. So steigt dieser in den ersten fünf Lebensjahren rasant an und sinkt ab dem 30. Lebensjahr bereits um rund 3 Prozent pro Lebensjahrzehnt. Ab einem Alter von 30 nimmt man deshalb leichter zu und schwerer wieder ab. Das liegt da-

**Regelmäßige sportliche Bewegung erhöht den täglichen Gesamtenergieverbrauch.**

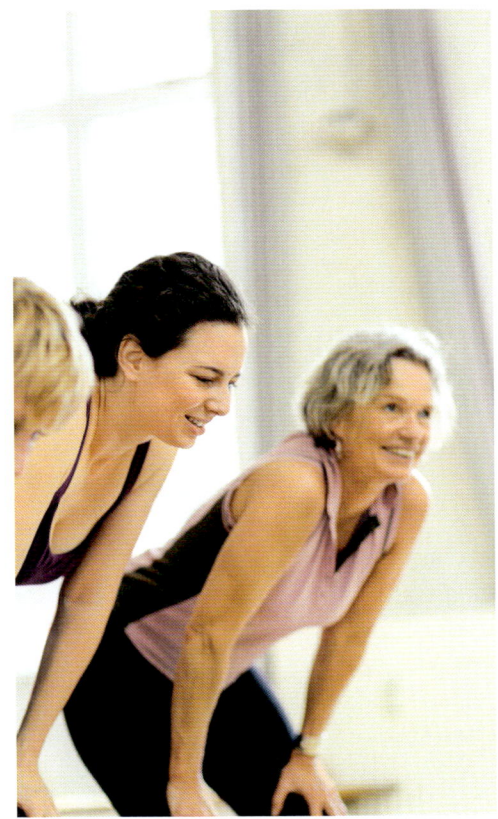

ran, dass sich mit zunehmendem Alter der Stoffwechsel verlangsamt und ab ungefähr 45 Jahren zudem die Muskelmasse schwindet. Und weil Muskelgewebe prinzipiell einen deutlich intensiveren Stoffwechsel hat als Fettgewebe, bedeutet das: Je mehr Muskeln, desto höher der Grundumsatz.

Die meiste Energie in unserem Körper braucht mit 22 Prozent allerdings der Magen-Darm-Trakt, gefolgt vom Gehirn mit 20 Prozent des Grundumsatzes. Die Muskulatur (ohne Anstrengung) verbraucht immerhin 18 Prozent und das Herz benötigt 14 Prozent der Energie.

Im Grundumsatz nicht enthalten ist der Energieverbrauch durch körperliche Aktivität und Muskelarbeit. Das ist dann der Leistungsumsatz – also die durch jede Art von körperlicher Aktivität pro Tag verbrauchte Energiemenge. Er beschreibt die Muskelarbeit bei normaler Belastung: sei es beim Anziehen, Gehen, Einkaufen oder Kochen. Je intensiver und umfangreicher solche Bewegungseinheiten etwa in Form von Sport sind, desto höher ist der Leistungsumsatz.

## So berechnen Sie Ihren Grund- und Leistungsumsatz

Möchten Sie nun wissen, wie hoch Ihr individueller Gesamtenergie- beziehungsweise Kalorienverbrauch ist? Dann errechnen Sie als Erstes den Grundumsatz mithilfe der Formel im Kasten.

Als Nächstes bestimmen Sie Ihren Leistungsumsatz mithilfe des Aktivitätsfaktors. Dieser definiert sich folgendermaßen:

- Sehr leicht aktiv (sitzende Tätigkeit, kaum Sport) = Aktivitätsfaktor 1,2
- Leicht aktiv (sitzende Tätigkeit, aktiv im Alltag) = Aktivitätsfaktor 1,3
- Mäßig aktiv (sitzende Tätigkeit, Sport / Be-

wegung zwei bis drei Stunden pro Woche) = Aktivitätsfaktor 1,4 bis 1,5
- Aktiv (sitzende Tätigkeit, Sport / Bewegung vier bis fünf Stunden pro Woche) = Aktivitätsfaktor 1,6 bis 1,8
- Stark aktiv (körperliche Arbeit und hartes Training) = Aktivitätsfaktor 1,9

Ihren Gesamtenergieumsatz können Sie nun errechnen, indem Sie Ihren Grundumsatz mit dem Aktivitätsfaktor des Leistungsumsatzes multiplizieren.

Dazu ein Beispiel: Ihr Grundumsatz ergab 1 500 kcal und Ihr bisheriger Lebensstil ist mäßig aktiv. Dann multiplizieren Sie 1 500 mit 1,4 und erhalten so einen Gesamtenergieumsatz von 2 100 kcal. Sie dürfen also 2 100 kcal pro Tag verzehren, ohne zuzunehmen. Wollen Sie Ihr Gewicht aber reduzieren, dann müssen Sie an mindestens vier Tagen pro Woche mindestens 25 Prozent weniger Kalorien aufnehmen. Orientieren Sie sich dabei an der Energiedichte der Lebensmittel aus den Tabellen ab Seite 50.

### GRUNDUMSATZ

Um Ihren Grundumsatz zu ermitteln, brauchen Sie Ihre Körpergröße in Zentimetern, Ihr Alter in Jahren sowie Ihr Gewicht in Kilogramm und verwenden die folgende Formel:
Grundumsatz Männer = 66 + (13,7 × Gewicht in kg) + (5 × Größe in cm) - (6,8 × Alter in Jahren)
Grundumsatz Frauen = 655 + (9,6 × Gewicht in kg) + (1,8 × Größe in cm) - (4,7 × Alter in Jahren)

# TEST: IHR RISIKO FÜR EIN METABOLISCHES SYNDROM

Der folgende Test hilft Ihnen, Ihr individuelles Risiko für das metabolische – stoffwechselbedingte – Syndrom einzuschätzen. Sie erfahren hier, ob Sie womöglich Gefahr laufen, an einer Herz-Kreislauf-Erkrankung und / oder an Diabetes zu erkranken.

## WAS BEDEUTET METABOLISCHES SYNDROM?

Das metabolische Syndrom besteht aus vier Risikofaktoren. Der erste ist starkes Übergewicht mit bauchbetonter Fetteinlagerung (Bauchfett). Stark gefährdet sind Frauen mit einem Bauchumfang von mehr als 94 Zentimetern und Männer mit einem Bauchumfang von mehr als 112 Zentimetern. Generell gilt: Je mehr Zentimeter desto höher das Gesundheitsrisiko.

Übergewicht begünstigt wiederum die anderen drei Risikofaktoren: hohen Blutdruck, erhöhten Blutzucker (Diabetes Typ 2) und Fettstoffwechselstörung. Wenn wenigstens drei dieser Probleme zusammentreffen, spricht man vom metabolischen Syndrom. Dann besteht akute Gefahr, dass die Arterien verstopfen und damit Herz-Kreislauf-Erkrankungen entstehen. Die Folge sind häufig Herzinfarkt und Schlaganfall.

Ein Bluthochdruck (Hypertonie) liegt vor, wenn die systolischen Blutdruckwerte 140 mmHg und / oder die diastolischen Blutdruckwerte 90 mmHg übersteigen. Optimal ist der Wert bei 120 mmHg beziehungsweise 80 mmHg. Als normal gilt ein systolischer Blutdruckwert zwischen 120 und 129 und ein systolischer Wert zwischen 80 und 84. Als hoch-normal gilt ein systolischer Wert zwischen 130 und 139 und ein diastolischer Wert zwischen 85 und 89.

Um Ihr persönliches Risiko für das metabolische Syndrom einzuschätzen, geben Sie bitte an, welche der folgenden Aussagen auf Sie zutreffen.

1. Mein Bauchumfang beträgt weniger als 80 cm (Frauen) beziehungsweise 94 cm (Männer). (0 Punkte)

2. Mein Bauchumfang beträgt 80 bis 88 cm (Frauen) beziehungsweise 94 bis 102 cm (Männer). (1 Punkt)

3. Mein Bauchumfang beträgt mehr als 88 cm (Frauen) beziehungsweise 102 cm (Männer). (3 Punkte)

4. Ich esse häufig Weißmehlprodukte. (2 Punkte)

5. Ich bevorzuge Vollkornprodukte. (0 Punkte)

6. Ich esse (fast) täglich Fleisch und Wurstwaren. (2 Punkte)

7. Ich esse eher wenig Fleisch, dafür mehr pflanzliche Lebensmittel. (0 Punkte)

| | | | | |
|---|---|---|---|---|
| 8. | Ich trinke regelmäßig zuckergesüßte Getränke. (2 Punkte) | | 12. | Ich habe einen erhöhten Blutdruck. (2 Punkte) |
| 9. | Ich trinke hauptsächlich ungesüßte Getränke wie Mineralwasser oder Tee. (0 Punkte) | | 13. | Meine Blutdruckwerte sind normal. (0 Punkte) |
| 10. | Ich treibe keinen Sport und bewege mich eher wenig. (2 Punkte) | | 14. | In meiner Familie ist Diabetes Typ 2 verbreitet. (1 Punkt) |
| 11. | Ich treibe regelmäßig Sport und bewege mich viel im Alltag. (0 Punkte) | | 15. | In meiner Familie gibt es keine Diabetes-Typ 2-Erkrankung. (0 Punkte) |

## AUSWERTUNG

**0 bis 4 Punkte**
Bei Ihnen gibt es aktuell keinen Hinweis für ein metabolisches Syndrom. Offensichtlich leben Sie sehr gesundheitsbewusst.

**5 bis 9 Punkte**
Bei Ihnen gibt es Verdachtsmomente für ein metabolisches Syndrom. Eine geänderte Lebensweise wird sich bei Ihnen sicher gesundheitsfördernd auswirken.

**10 bis 14 Punkte**
Bei Ihnen besteht eine hohe Wahrscheinlichkeit für das Vorliegen eines metabolischen Syndroms. Klären Sie das mit Ihrem Arzt. Eine Änderung des Lebensstils ist für Sie überlebensnotwendig.

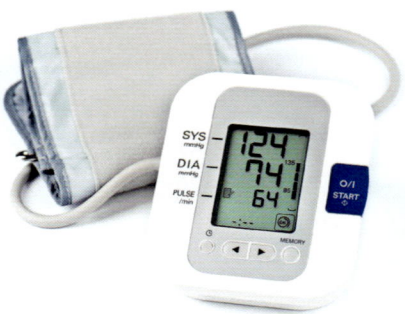

# TEST: LEIDEN SIE UNTER SCHLAFMANGEL?

Ausreichender und gesunder Schlaf ist ebenso lebenswichtig wie Atmen. Der Schlaf ist die Quelle unserer Lebenskraft. Erfahren Sie hier, ob permanenter Schlafmangel Ihre Gesundheit gefährdet und wie Sie bei Schlafproblemen Abhilfe schaffen können.

Zwar hängt die exakte Schlafmenge vom individuellen Bedürfnis ab – doch mindestens sieben Stunden sollten es bei den meisten schon sein, um eine echte Regeneration zu erreichen. Darüber entscheidet aber auch maßgeblich die Schlafqualität, also wie konsequent Sie die notwendigen Schlafphasen durchlaufen. Beantworten Sie dazu bitte die folgenden Fragen.

1. Brauchen Sie regelmäßig länger als eine halbe Stunde, um einzuschlafen?

2. Wachen Sie nachts immer wieder auf und liegen über eine halbe Stunde wach, ohne wieder einschlafen zu können.

3. Wachen Sie regelmäßig zu früh auf und können nicht mehr einschlafen?

4. Treten solche Schlafprobleme mehr als zwei Mal wöchentlich auf?

5. Fühlen Sie sich nach dem Aufstehen wie gerädert und erschöpft?

6. Fällt es Ihnen tagsüber schwer, Leistung zu bringen und sich zu konzentrieren?

7. Schlafen Sie am Tag öfter ungewollt ein, etwa beim Lesen oder Fernsehen?

## AUSWERTUNG

Wenn Sie nur drei der sieben Fragen mit Ja beantwortet haben, leiden Sie mit hoher Wahrscheinlichkeit unter Schlafstörungen.

## UNTERSUCHUNG IM SCHLAFLABOR

Objektiv und zweifelsfrei feststellen lässt sich ein Schlafproblem nur im Schlaflabor. Schließlich weiß man aus der Schlafforschung, dass manch einer zwar ständig das Gefühl hat, schlecht zu schlafen, sein Schlaf tatsächlich jedoch nach dem mit wissenschaftlichen Methoden nachprüfbaren Schlafphasen unauffällig ist. Hinter einer solchen Selbstwahrnehmung verbergen sich oft Probleme psychischer Natur.

Ein anderer Fall sind Müdigkeit und Konzentrationsstörungen trotz ausreichend langer Nachtruhe. Hier kann die Ursache in einer schlechten Schlafqualität begründet sein. Sollten Ihre Schlafprobleme länger als drei Monate anhalten, empfehlen wir Ihnen, einen schlafmedizinisch erfahrenen Arzt zu konsultieren.

In Deutschland gibt es zahlreiche gut ausgestattete schlafmedizinische Zentren. Hier lassen sich im Schlaflabor mögliche Schlafstörungen erkennen und mit moderner Schlafmedizin behandeln.

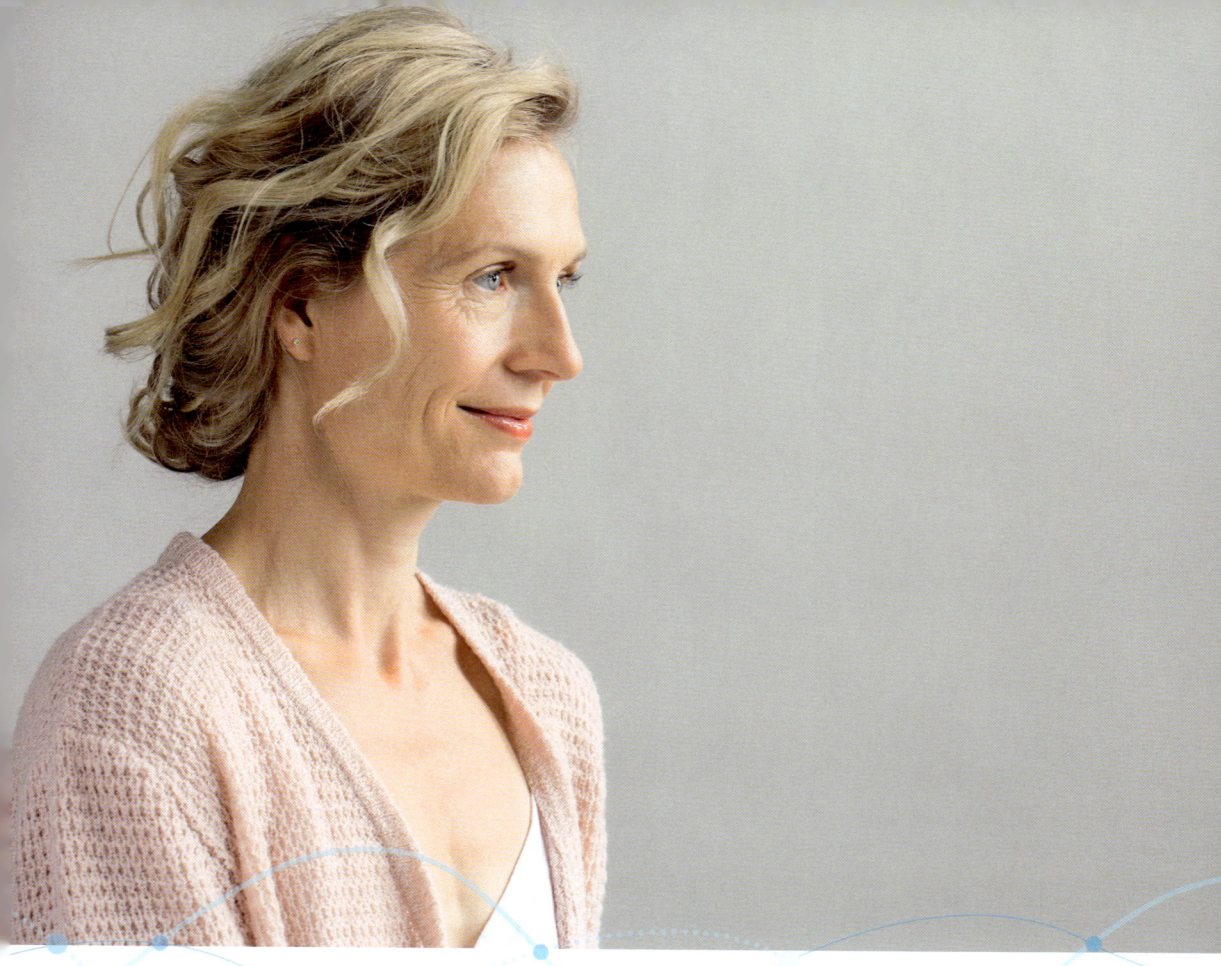

# VON DER ZIELSETZUNG
## ZUR TYPBESTIMMUNG

**K**ennen Sie Ihre persönliche Verhaltens-biografie? Sie zeigt auf, welche förderlichen, aber auch welche schädlichen Verhaltensweisen Sie sich – möglicherweise schon in frühester Kindheit – angewöhnt haben. Wenn Sie sich diese im Einzelnen bewusst machen, haben Sie die Möglichkeit, gezielt gegenzusteuern.

Dazu bedarf es einer aus der Psychologie stammenden »Biografiearbeit«. Hierbei hilft Ihnen der Fragebogen auf den folgenden Seiten, über dessen Antworten Sie Klarheit über seelische Inhalte erlangen können, die sich hinter Ihren (schlechten) Gewohnheiten verbergen. Dieses Wissen vermittelt Ihnen die geeignete Grundlage, um festzulegen, mit welcher Zielsetzung Sie Ihr persönliches Projekt für mehr gute Jahre starten können. Damit übernehmen Sie gezielt und aktiv die Verantwortung für Ihren Lebensstil und Ihre Gesundheit – und damit letztlich für Ihre Lebensqualität.

# FRAGEBOGEN ZUR VERHALTENSBIOGRAFIE

Mit diesem Fragebogen leisten Sie individuelle Biografiearbeit, indem Sie ungeschönt Ihren heutigen Lebensstil betrachten und die Hintergründe erkunden, die dazu geführt haben. Beantworten Sie die folgenden Fragen möglichst schriftlich. Das hilft Ihnen, sich bewusst zu werden, an welchen Themen Sie arbeiten sollten.

## LEBENSSTIL

1. Wie ausgeprägt war Ihr Körperbewusstsein in Ihrer Kindheit und Jugend? Wie wichtig waren etwa körperliche Ästhetik oder Körperpflege?

2. Bekamen Sie Lob respektive Liebe und Anerkennung für Ihr äußeres Erscheinungsbild?

3. Wie wichtig war das Essen in der Familie während Ihrer Kindheit und Jugend?

4. Welchen Stellenwert hat Essen aktuell bei Ihnen?

5. Wie geht es Ihnen beim Essen? Beruhigt es Sie, fühlen Sie sich belohnt, macht es Sie satt etc.?

6. Wie fühlen Sie sich, wenn Sie zu viel gegessen haben?

7. Waren Bewegung und Sport wichtige Bestandteile Ihrer Kindheit und Jugend?

8. Welche Rolle spielen heute Bewegung und Sport in Ihrem Alltag?

9. Wie geht es Ihnen, wenn Sie sich körperlich verausgaben?

## LEBENSSTIL

10. Erinnern Sie sich an eine Zeit, in der Sie total zufrieden waren mit Ihrem Körper und dessen Leistungsfähigkeit? Wann und unter welchen Umständen?

## FREMD- UND SELBSTBILD

11. Akzeptieren Sie Ihren aktuellen körperlichen Zustand?

12. Wie müsste Ihr körperlicher Gesamtzustand aussehen, damit Sie ihn in Ordnung finden?

13. Was schätzen andere an Ihrem Körper und was nicht?

14. Wirken sich Ihr aktueller Lebensstil und Ihr Gesundheitszustand auf Ihr privates oder berufliches Umfeld aus. Wenn ja, auf welche Weise?

15. Haben Sie Vorbilder, wie Sie gerne aussehen möchten?

16. Welches Ziel ist für Sie realistisch genug, um es tatsächlich umsetzen zu können (etwa fünf Kilo abnehmen anstatt Modelmaße anzustreben)?

## FREMD- UND SELBSTBILD

**17.** Welches Ziel für Sie selbst im Hinblick auf Körpermaße, Gesundheit und Fitness finden Sie erstrebenswert und warum?

## SELBSTFÜRSORGE

**18.** Unter welchen Umständen fühlen Sie sich wertvoll?

**19.** Welchen Stellenwert hat für Sie Gesundheit und Freude im Leben?

**20.** Wofür investieren Sie besonders viel Zeit und Energie?

**21.** Welche natürlichen Bedürfnisse kommen bei Ihnen zu kurz: seelisches Gleichgewicht, gesunde Ernährung, Bewegung, Entspannung, Gesundheit?

**22.** Wie geht es Ihnen mit Ihrem aktuellen Lebensstil im Hinblick auf Ernährung und Bewegung?

**23.** Haben Sie konkrete Ängste in Bezug auf Ihre Gesundheit?

**24.** Gibt es Anlass, sich über ungesunde Konsequenzen Ihres Körpergewichts zu sorgen? Wenn ja, welche? Und wie geht es Ihnen damit?

**25.** Wie viel Zeit investieren Sie wöchentlich in gesundheitsfördernde Bewegung und Regeneration?

**26.** Wie viel Zeit verbringen Sie pro Tag, um Ihren Körper zu verwöhnen (Pflege, Sauna, Massage, Sport etc.)?

**27.** Genießen Sie Wellnesseinheiten für Ihren Körper oder sind sie Ihnen eher lästig?

## SELBSTFÜRSORGE

**28.** Welchen Stellenwert hat Ihre Gesundheit für Sie? Ergreifen Sie regelmäßig Präventionsmaßnahmen wie ärztlicher Check-up, Entspannungsübungen, Kreativitätstechniken, Wellness, Urlaub etc.)?

**29.** Wie sieht Ihre Entspannung nach einem anstrengenden Tag aus?

## GENUSS UND ENTSPANNUNG

**30.** Welche Rolle spielt Genuss für Sie und was verschafft Ihnen Genuss?

**31.** Welches sind Ihre drei Lieblingsessen und -getränke?

**32.** Kennen Sie Ihre geschmacklichen Vorlieben? Welche sind es?

**33.** Was bevorzugen Sie zur Regeneration: Schlafen, Meditation, Sport, Sex?

**34.** Welche Art von Bewegung oder Sport bevorzugen Sie? Welche Sportart würde Ihnen Spaß machen?

## LEBENSSTILÄNDERUNG

**35.** Eine Optimierung des Lebensstils bedeutet, sich mehr zu bewegen, gesünder zu essen und / oder verstärkt auf Regeneration und Entspannung zu achten. Welche Maßnahme fällt Ihnen am leichtesten?

**36.** Welche Ihrer Gewohnheiten belasten Sie psychisch am meisten? Warum?

**37.** Welche Auswirkung auf Ihren Alltag hätte eine Änderung Ihres Essverhaltens? Nennen Sie Vor- und Nachteile.

## LEBENSSTILÄNDERUNG

**38.** Welche Auswirkungen auf Ihren Alltag hätte eine Änderung Ihres Bewegungsverhaltens? Überlegen Sie sich mögliche Vor- und Nachteile.

**39.** Wägen Sie Vor- und Nachteile eines geänderten Lebensstils gegeneinander ab. Welche Maßnahmen würden Sie eventuell überfordern? Welche sind realistisch und mit Ihrem Alltag vereinbar?

## LEBENSSTILÄNDERUNG

**40.** Stellen Sie sich selbst mit einem optimierten Lebensstil vor: Sie treiben regelmäßig Sport, essen gesund und sorgen für ausreichend Entspannung. Wie fühlen Sie sich bei diesen Gedanken? Welches Bild sehen Sie dann im Spiegel?

## WO STEHEN SIE?

Sie haben den Fragebogen nun sorgfältig bearbeitet und zu jedem Punkt Ihre Antwort notiert. Damit haben Sie intensive Bewusstseinsarbeit geleistet. Respekt! Wie geht es Ihnen dabei?

Mit den teilweise vielleicht ganz neuen Erkenntnissen haben Sie jedenfalls ein solides Fundament geschaffen, um die weiteren Schritte Ihres persönlichen Projekts zu meistern. Vor allem wird es Ihnen jetzt leichter fallen, sich einer unserer drei Typkategorien zuzuordnen und sich für eines der typgerechten Veränderungsprogramme zu entscheiden, die Sie ab Seite 108 finden.

## WO MÖCHTEN SIE IN DREI MONATEN STEHEN?

Vorher geht es noch an die konkrete Zielsetzung Ihres Projekts. Dafür notieren Sie bitte drei Punkte, an denen Sie ab sofort arbeiten möchten. Wo möchten Sie diesbezüglich in drei Monaten stehen?

Dazu einige Beispiele:

- Wenn Sie bei der Standortbestimmung festgestellt haben, dass Ihr Bauchumfang zu groß ist, könnten Sie sich vornehmen, diesen im Projektzeitraum von drei Monaten um fünf bis acht Zentimeter zu reduzieren. Das ist ein realistisches Ziel.
- Wenn Sie wissen, dass Sie eindeutig zu viel Alkohol trinken, setzen Sie sich eine Höchstmenge, auf die Sie Ihren wöchentlichen Genuss reduzieren möchten.
- Wenn Sie erfahren haben, dass Ihr Stresslevel ein für Ihre Gesundheit bedenkliches Niveau erreicht hat, könnten Sie sich eine bewusste Stressreduktion in Ihrem Alltag vornehmen.

# MEIN WUNSCHZUSTAND IN DREI MONATEN

**Punkt 1, an dem ich arbeiten möchte:**
Mein aktueller Ist-Zustand:

_____

_____

Mein Wunschzustand in drei Monaten:

_____

_____


**Punkt 2, an dem ich arbeiten möchte:**
Mein aktueller Ist-Zustand:

_____

_____

Mein Wunschzustand in drei Monaten:

_____

_____


**Punkt 3, an dem ich arbeiten möchte:**
Mein aktueller Ist-Zustand:

_____

_____

Mein Wunschzustand in drei Monaten:

_____

_____

# WELCHER PROJEKTTYP SIND SIE?

Und nun geht es um Ihre Selbsteinschätzung. Auf welchem Weg werden Sie am ehesten Ihr Ziel erreichen – zu welchem »Projekttyp« zählen Sie sich? Wir haben unsere Programme zielgerichtet für drei unterschiedliche Veranlagungen entwickelt: den Bewegungsmuffel (Typ A), den Sowohl-als-auch-Menschen (Typ B) und den Bewegungsbegeisterten (Typ C). Die Standort-Tests haben Ihnen aufgezeigt, wo Ihre Defizite liegen. Sie wissen jetzt also genau, wo Sie stehen. Vielleicht dachten Sie, Sie seien auf einem besseren Weg, gesund zu altern, oder Ihnen war bisher nicht bewusst, an welchen Schrauben Sie drehen sollten, um Ihren Lebensstil zu verbessern? Wir bieten Ihnen drei Wege an, um Ihre selbstgesteckten Ziele zu erreichen.

## TYP A

Sie haben mit Sport nicht viel am Hut, können sich aber vorstellen, durch mehr Bewegung im Alltag den gesundheitsschädlichen Auswirkungen notorischen Bewegungsmangels entgegenzusteuern. Im Hinblick auf die notwendige Entspannung und den mentalen Ausgleich sind Sie offen für leichte Meditationsübungen. Und für eine eventuell erforderliche Gewichtsnormalisierung sind Sie bereit, an vier Tagen der Woche Ihre Kalorienzufuhr im Rahmen einer gesunden Ernährung spürbar zu reduzieren – ohne dabei zu hungern. Unsere Empfehlungen für Sie finden Sie ab Seite 108.

## TYP B

Gegen mehr Sport haben Sie nichts einzuwenden. Der sollte aber nicht zu anstrengend sein. Außerdem können Sie sich vorstellen, Ihre Alltagsaktivitäten bewusst zu intensivieren. Gleichzeitig sind Sie bereit, auf gesunde Lebensmittel zurückzugreifen und gegebenenfalls Ihre Kalorienzufuhr etwas zu drosseln – ohne dabei zu hungern. Unsere Empfehlungen für Sie finden Sie ab Seite 116.

## TYP C

Sie gehören zur Kategorie der »Bewegungsbegeisterten«. Für Sie sind demnach intensiver Sport und körperliche Anstrengung mehrmals die Woche kein Problem – auch nicht im Rahmen zusätzlicher Alltagsaktivitäten. Sie sind zudem genügend motiviert, um auch beim Essen konsequent darauf zu achten, sich vorwiegend gesund und ausgewogen zu ernähren – ohne dabei zu hungern. Unsere Empfehlungen für Sie finden Sie ab Seite 126.

## ERFOLGREICH MIT DEM RICHTIGEN PROGRAMM

Wichtigste Voraussetzung für ein erfolgreiches Vorhaben ist, sich ein realistisches Ziel gesteckt zu haben. Um Ihnen die beste Grundlage dafür zu liefern, haben wir uns bei der Typendefinition an dem sozial-kognitiven Prozessmodell HAPA (Health Action Process Approach) orientiert, das Sie in der Grafik unten dargestellt sehen. Warum? Weil längst erwiesen ist, dass eine Verhaltensänderung per se eines der schwierigsten Unterfangen ist, dem man sich im Leben stellen kann. Und weil wir es Ihnen gerne so einfach wie möglich machen wollen. Deshalb nutzen wir das wissenschaftlich basierte Rahmenmodell, das es ermöglicht, gesundheitsbezogenes Handeln vorherzusagen und zu erklären.

Das heißt, je sorgfältiger Sie über Ihren relevanten Projekttyp nachdenken und je realistischer Sie sich dann selbst einschätzen und einordnen, desto sicherer können Sie sein, mit Ihrer Wahl und Ihrem typgerechten Programm weder überfordert noch unterfordert zu werden. Daraus ergibt sich eine relativ hohe Wahrscheinlichkeit, dass Sie durchhalten und auf lange Sicht erfolgreich sein werden. Hinterfragen Sie also noch einmal genau, ob Sie in den vorangegangen Tests ehrlich zu sich selbst waren.

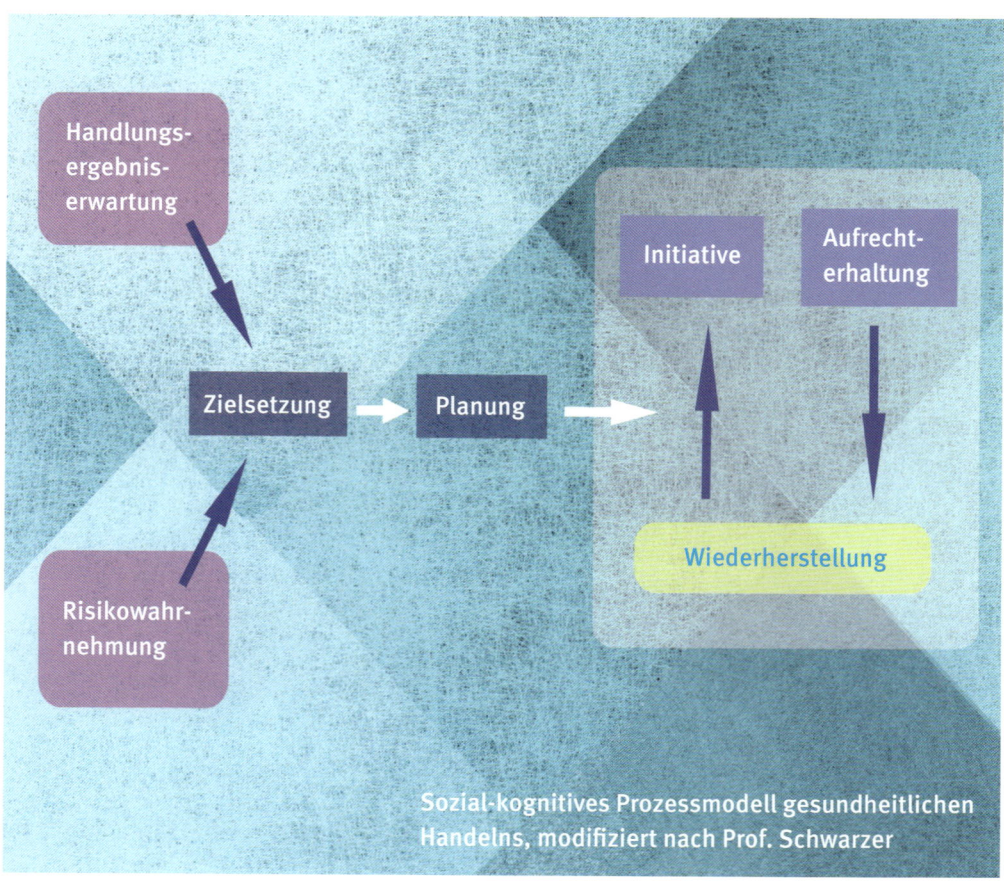

Sozial-kognitives Prozessmodell gesundheitlichen Handelns, modifiziert nach Prof. Schwarzer

## Fragen, die Sie weiterbringen

Wichtig für eine erfolgreiche Umsetzung Ihres Vorhabens ist aber auch, dass Sie vorab drei Themen für sich klären:

Erstens geht es darum, sich die Angst vor der Veränderung zu nehmen, um die Selbstwirksamkeit so positiv und konstruktiv wie möglich zu beeinflussen. Das funktioniert am besten, indem Sie sich die Frage ehrlich und realistisch beantworten: Kann ich das überhaupt, kriege ich das hin?

Der zweite Schritt ist die Klärung, ob das Vorgehen für Sie tatsächlich zielführend ist, Sie also auch dorthin bringt, wo Sie am Ende sein wollen.

Und drittens: In welchen Bereichen besteht für Sie die Notwendigkeit einer Verhaltensänderung? Wenn Sie die Tests ab Seite 75 und den Fragenbogen zur Verhaltensbiografie ab Seite 91 sorgfältig beantwortet haben, sollten Sie darüber bereits eine klare Vorstellung haben.

## Motivation

Die Grafik zeigt das nach Prof. Ralf Schwarzer modifizierte HAPA-Modell: Am Anfang steht die Motivation, die notwendig ist, um überhaupt eine Erwartung bezüglich des eigenen Handelns entstehen zu lassen (Handlungsergebniserwartung). Diese Phase haben Sie bereits durchschritten, indem Sie dieses Buch gekauft haben und es lesen. Ihre Motivation ist also bereits klar: eine Lebensstiloptimierung (also Verhaltensänderung) für mehr gute Jahre.

## Zielsetzung

Dann folgt die Zielsetzung: Was genau wollen Sie erreichen und welchem Projekttyp ordnen Sie sich dafür zu? Dabei dürfen Sie die Risikowahrnehmung nicht außer Acht lassen. Das heißt, Sie sollten sich vorab darüber im Klaren sein, welche äußeren und inneren Hindernisse – je nach Ihrem -Typ-Programm – bestehen, die Sie dazu veranlassen könnten, Ihr Vorhaben abzubrechen und damit Ihr Ziel nicht zu erreichen. Beispiele und Hilfestellung dafür finden Sie im Kapitel Planung ab Seite 100.

## Wiederherstellung

Doch keine Sorge, sollten Sie etwas übersehen oder sich in Ihrer Selbsteinschätzung geirrt haben, gibt es immer noch den Weg der Wiederherstellung. Das heißt, Sie geben nicht gleich entmutigt auf, wenn etwas nicht so läuft wie geplant. Vielmehr nehmen Sie bewusst wahr, was genau zu dieser Störung geführt hat, prüfen noch einmal die Umstände und planen dies nun ein.

Gehen Sie einfach nochmals ein Stück zurück im Programm, um beispielsweise die letzten sieben oder 14 Tage zu wiederholen oder sich für ein leichteres Programm zu entscheiden. Egal wie oft Sie einen erneuten Anlauf machen - das ist allemal besser als aufgeben oder es gar nicht zu versuchen.

### WAS KOMMT ALS NÄCHSTES?

Jetzt geht es an die detaillierte Planung Ihres Vorhabens, aus der heraus es Ihnen dann leicht fallen wird, die notwendige Initiative für die konkrete Umsetzung der Lebensstiloptimierungsprogramme zu entwickeln.

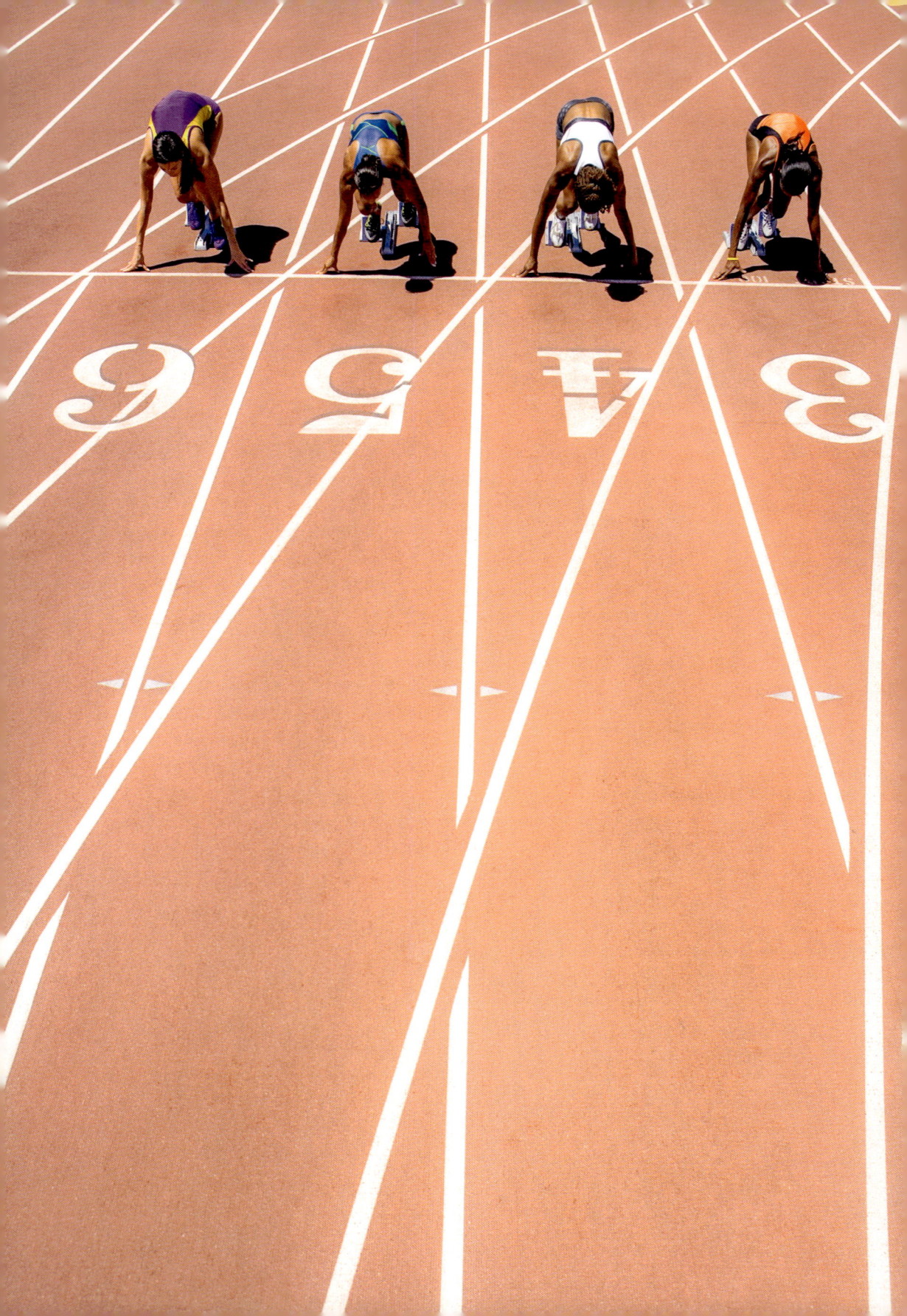

# SO GEHT EIN GESUNDER LEBENSSTIL

Wer sein Ziel und den Weg dorthin kennt, kann
sofort beginnen, sein Vorhaben in die Tat umzusetzen.
Aber nur wer sein Vorgehen auch detailliert und sorgfältig
plant, darf mit sicherem Erfolg rechnen. Sobald die
Vorbereitungen abgeschlossen sind, geht es in die
Umsetzung. Der Startschuss ist gefallen.

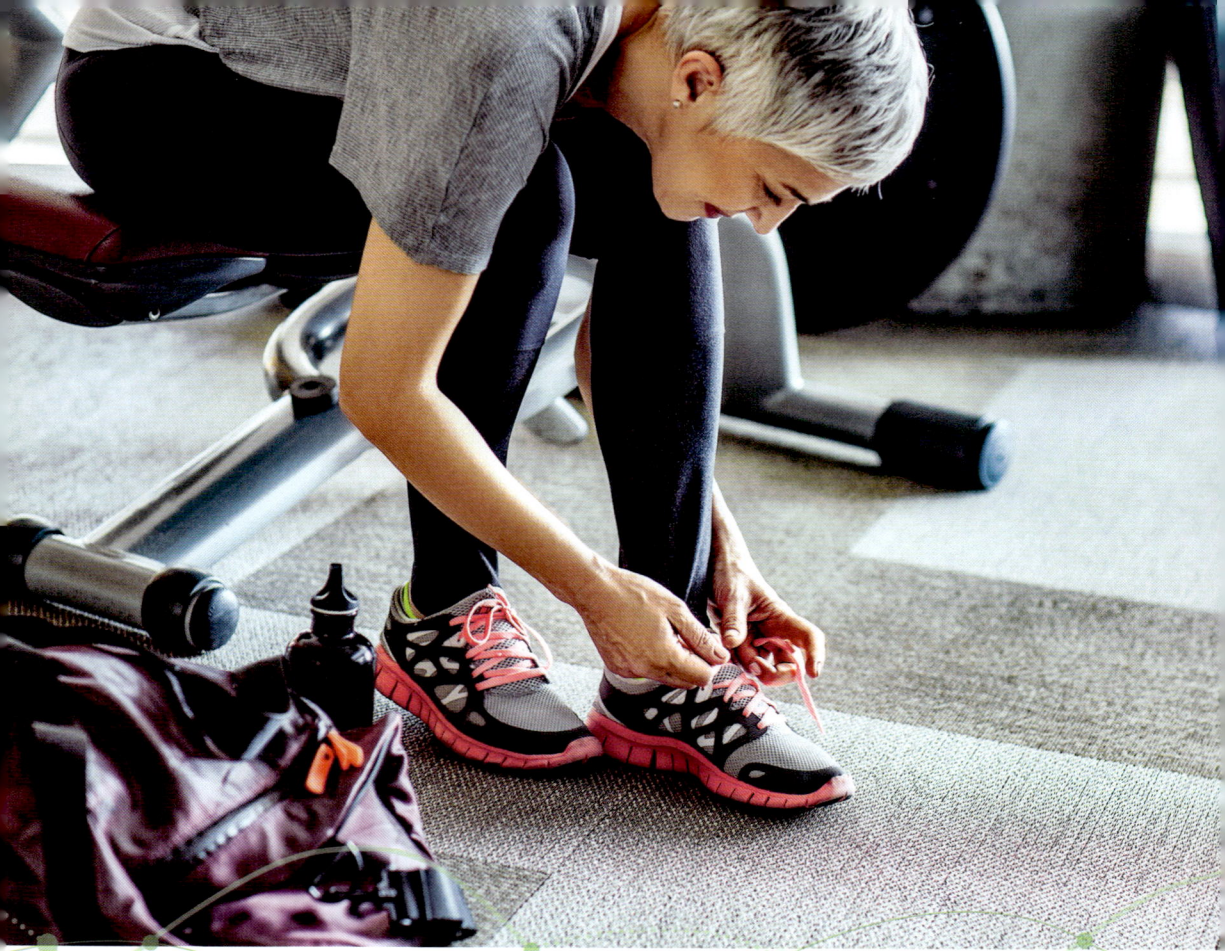

# DIE PERFEKTE PLANUNG FÜR IHR PROJEKT

**E**benso wichtig wie die Standortbestimmung und Zielsetzung ist natürlich die detaillierte Planung Ihres persönlichen Projekts – erst dann kann es in die Umsetzungsphase gehen.

Das gilt für jeden der drei Projekttypen gleichermaßen. Denn den gewünschten Erfolg werden Sie nur dann haben, wenn Sie sich klar machen, dass sich nichts in Ihrem Leben in Richtung mehr Lebensqualität ändern wird, wenn Sie nicht bereit sind, selbst etwas zu ändern! Darüber darf es keine Zweifel geben. Ihre bewusste Entscheidung für einen optimierten Lebensstil wird Konsequenzen haben. Und das ist gut so! Schließlich ist die Erwartung groß: Sie wollen mehr gute Jahre erreichen! Dafür müssen Sie auch etwas Mühe investieren – ohne Kompromisse. Doch keine Sorge, Sie dürfen darauf vertrauen, dass wir Ihnen mit unserer Typenkategorisierung die bestmögliche Grundlage geschaffen haben, um die Pille

»Verhaltensänderung« ohne größere Nebenwirkungen zu vertragen.

Zusätzlich hilft Ihnen die genaue Planung Ihres Vorhabens. Die meisten Menschen scheitern an der Erreichung Ihrer Ziele, weil die Planung nicht klar und differenziert genug war oder weil sie sich zu viele Ausweichmöglichkeiten offen lassen. Es geht also unter anderem darum, das für die Veränderungen notwendige Zeitbudget festzulegen und konkret in Ihren Wochenablauf einzuplanen – etwa für das Einkaufen und Zubereiten frischer und gesunder Lebensmittel, für neue Bewegungseinheiten oder für ausreichend Entspannung. Wichtig ist es, diese Zeit in Ihren Alltag zu integrieren, aber auch genau zu überlegen, welche Aktivitäten und Regenerationsmaßnahmen Sie bevorzugen und dabei mögliche Hindernisse zu erkennen und auszuräumen.

Damit geben Sie den Startschuss dafür, dass sich in Ihrem Leben einiges verändern wird – zum Guten!

## DAS MUSS TYP A PLANEN

Ihre sorgfältige Selbsteinschätzung hat Sie zu Typ A geführt. Zu Ihrem Programm gehört demnach, dass Sie Ihren Bewegungsmangel durch mehr Aktivitäten im Alltag ausgleichen, leichte Meditationsübungen durchführen und – sofern Sie abnehmen wollen – die Kalorienzufuhr im Rahmen einer gesunden Ernährung senken.

### Forcierte Alltagsaktivitäten

Na dann – packen Sie's an! Anders als die Sportler-Typen B und C brauchen Sie keine Sportschuhe, Pulsuhr oder Stirnlampe.

Trotzdem empfehlen wir Ihnen eine passende Ausrüstung, mit der Sie Ihre neuen Alltagsaktivitäten möglichst komfortabel meistern können. Denn je mehr Ihnen Ihre Ausstattung entgegenkommt, desto größer ist die Wahrscheinlichkeit, dass Sie Ihr Vorhaben auch durchziehen.

Sollten Sie sich beispielsweise dafür entscheiden, künftig mehr zu Fuß zu gehen, ist eine der wichtigsten Grundvoraussetzungen gutes Schuhwerk. Denn mit hohen Hacken beziehungsweise lederbesohlten Anzugschuhen werden Sie keine Freude daran haben, zwei, drei Kilometer auf Asphalt zu laufen. Am besten also, Sie verstauen etwa auf dem Weg zur Arbeit Ihre »Businessschuhe« im Rucksack und tragen bequeme Laufschuhe, vorzugsweise mit fester, wasserdichter Sohle und einem stützenden Fußbett. In London machen das übrigens fast alle so. Außerdem empfiehlt es sich, in effiziente Regenkleidung zu investieren. Eine moderne Outdoorjacke oder ein Mantel lässt sich einfach über dem Businesskostüm oder -anzug tragen und schützt vor Nässe und Wind. Denken Sie auch an eine Kopfbedeckung – eine Kappe, Mütze oder ein Hut leisten gute Dienste, wenn es von oben her nass kommt. Es kann natürlich auch ein kleiner Regenschirm sein, der bequem in die Tasche passt. Doch zeigt die Erfahrung, dass man den inneren Schweinehund am leichtesten überwindet, wenn man robust gekleidet losmarschieren oder losradeln kann. Auch wenn es die ersten Male vielleicht schwerfällt, sich Wind und Wetter auszusetzen, mit den richtigen Klamotten und Schuhen wird es Ihnen bald Spaß machen, aktiv zu sein und sich an der frischen Luft zu bewegen.

Wer künftig mehr mit dem Rad fahren möchte, braucht dafür nicht nur robuste Kleidung, Schuhe, Kopfbedeckung und Regenschutz, sondern vor allem auch ein funktionstüchtiges Fahrrad. Checken Sie deshalb, bevor es losgeht, ob der technische Zustand Ihres Drahtesels einwandfrei und entsprechend verkehrstauglich ist. Funktionieren die Bremsen und das Licht? Sind genügend Reflektoren an den sPeichen angebracht? Vielleicht möchten Sie sich ja sogar ein neues Fahrrad leisten? Lassen Sie sich im Fachhandel umfassend beraten, damit Ihr neues Vehikel zu Ihren individuellen Körpermaßen und Bedürfnissen passt. Dann macht die Lebensstiloptimierung hin zu mehr Alltagsaktivität umso mehr Spaß.

## TIPP

Was für die Sportler in Kategorie B und C die Pulsuhr, das ist für Sie ein Schrittzähler beziehungsweise ein Fahrradcomputer. Schließlich wollen Sie Ihren Erfolg nicht nur fühlen, sondern ihn auch sehen. Ganz gleich, ob es sich um eine App auf dem Smartphone, ein Trekkingband am Handgelenk, einen kleinen Schrittzähler an der Gürtelschlaufe oder einen Fahrradcomputer am Lenkrad handelt – es motiviert ungemein, am Ende des Tages zu sehen, wie viele Schritte man gelaufen oder wie viele Kilometer man gefahren ist. Sie werden sehen, es animiert Sie zudem, Ihr Erreichtes am nächsten Tag möglichst zu übertreffen und immer weiter zu steigern. Eine super Erfolgskontrolle und ein perfekter Motivationsgeber!

Je flotter Sie laufen oder treten, desto eher werden Sie ins Schwitzen kommen. Haben Sie deshalb auch immer ein kleines Handtuch dabei, um sich wieder frisch zu machen. Auch der Flüssigkeitsnachschub darf nicht fehlen. Eine kleine Flasche mit Wasser passt ebenfalls in die Tasche oder ans Fahrrad. Zumindest aber sollten Sie am Arbeitsplatz immer etwas zu trinken parat haben. Wer große Distanzen mit dem Fahrrad zurücklegen möchte, sollte in der Firma vorhandene Duschmöglichkeiten nutzen. Es ist extrem unangenehm, mit verschwitzten Klamotten am Schreibtisch zu sitzen, und macht auf Dauer jeden guten Vorsatz zunichte. Um es sich so einfach wie möglich zu machen, deponieren Sie am besten alles, was Sie zum Duschen und Wechseln brauchen, vor Ort.

## Meditation

Zum Programm für Typ A gehört auch ein Element für den mentalen Ausgleich. Während die Typen B und C diesen zu einem großen Teil mit ihren intensiven Sportaktivitäten erreichen, geht es bei Ihnen darum, die Achtsamkeit durch eine tägliche leichte Meditationsübung zu stärken.

Zur vorbereitenden Planung empfehlen wir Ihnen, eine Meditationskerze (eine normale Kerze tut es aber auch) sowie Meditationsmusik und eventuell eine Meditationsanleitung auf CD zu besorgen. Viele Menschen tun sich leichter zu meditieren, wenn sie dabei angeleitet werden und konzentrationsfördernde Meditationsklänge im Hintergrund hören. Schaffen Sie sich für die von Ihnen dafür reservierte Zeit einen stillen Rückzugsort – sei es im Schlaf- oder Wohnzimmer – und vereinbaren Sie mit Ihren Familienmitgliedern, dass Sie die eingeplanten fünf bis zehn Minuten absolute Ruhe für Ihre Meditation brauchen. Das heißt kein Telefon, kein Haustier, keine Kinder, kein Besuch – einfach nur Stille! Wichtig: Meditieren Sie konsequent an mindestens vier Tagen pro Woche! Dann haben Sie die größten Chancen, sehr bald in den »Meditationsmodus« zu finden.

## Ernährung

Jetzt fehlt noch der Plan für gesunde Ernährung mit eventueller Gewichtsabnahme. Falls Sie abnehmen wollen, dürfen Sie an vier Tagen pro Woche nur Lebensmittel mit geringer Energiedichte (weniger als 125 kcal pro 100 Gramm) und mit mittlerer Energiedichte (125 bis 200 kcal pro 100 Gramm) essen. Lebensmittel mit hoher Energiedichte (über 200 kcal pro 100 Gramm) sollten Sie dagegen meiden. Legen Sie diese vier Tage vorab fest. Süßigkeiten, Fastfood, Kuchen oder Fertiggerichte und Alkohol sind an diesen Tagen absolut tabu. Daher sollten Sie sich überlegen, an welchen Tagen der Woche Sie nicht in der Lage sind, die dafür notwendige Konsequenz aufzubringen. Etwa weil Sie an einem bestimmten Tag zum Stammtisch oder mit den Kindern zum Pizzaessen gehen. Für Ihren Einkauf für die »gesunden« Tage orientieren Sie sich bitte an den Empfehlungen ab Seite 38.

Falls Sie keine Gewichtsprobleme haben, gilt für Sie: An vier Tagen der Woche werden ausschließlich gesundheitsfördernde und -schützende Lebensmittel verzehrt, wie sie bevorzugt in der sogenannten DASH-Diät verwendet werden, die ursprünglich zur Senkung von Bluthochdruck entwickelt wurde (DASH = Diätetischer Ansatz zum Stopp von Hochdruck). Diese Diät nutzt beispielsweise hochwertige pflanzliche Fette mit vornehmlich ungesättigten Fettsäuren wie Oliven- oder Walnussöl als Hauptfettquelle – statt Butter oder Margarine. Zudem zeichnet sie sich durch raffinierte Gewürze, frische Kräuter und Salate aus. Außerdem wird vor allem regelmäßig Seefisch oder Geflügel gegessen, dafür weniger rotes Fleisch von Lamm, Schwein oder Rind. Und zum Nachtisch gibt es frisches Obst anstatt zuckerhaltigen Kuchen oder Eis.

**Mit frischem Obst, Nüssen und Samen starten Sie gesund in den Tag.**

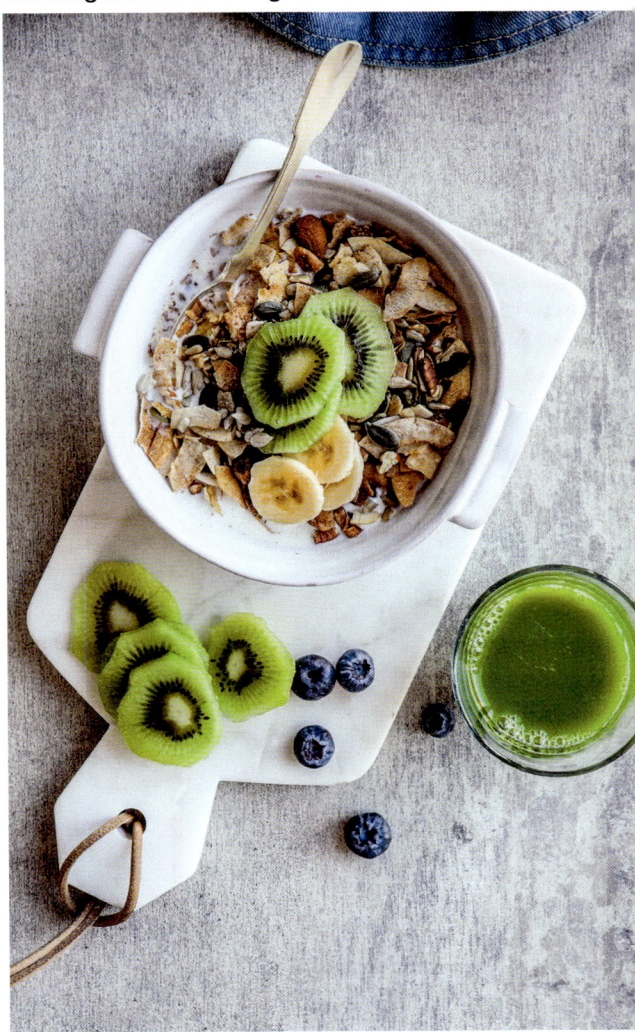

# DAS MUSS TYP B PLANEN

Sie haben sich Typ B zugeordnet und sind bereit, mehr Sport zu treiben, der aber nicht zu anstrengend sein soll. Außerdem wollen Sie Ihre Alltagsaktivitäten intensivieren, auf gesunde Lebensmittel zurückgreifen und, soweit dies nötig ist, auch Ihre Kalorienzufuhr drosseln.

## Sportliche Aktivitäten

Zunächst sollten Sie klären, wie Sie vermehrte sportliche Aktivitäten in Ihrem Tagesablauf unterbringen können. Möglicherweise haben Sie ja schon Erfahrung damit. Gab es irgendwann früher schon einmal einen Zeitraum von mindestens sechs Monaten, in dem Sie bis zu dreimal pro Woche Sport getrieben haben?

Sind Sie also Wiedereinsteiger, dann ist Ihnen sicher klar, dass vier Einheiten Sport pro Woche einiges an Konsequenz und Disziplin erfordern. Deshalb müssen Sie dringend die notwendigen Freiräume dafür planen und sich fragen: Kann ich viermal in der Woche eine komplette Stunde Zeit (alternativ zwei Mal zwei Stunden) für meine

## TIPP

Zusätzlich zu Ihrer jeweils erforderlichen Ausrüstung organisieren Sie am besten eine Sportbox. Darin sollten sich stets griffbereit alle Utensilien befinden, die Sie für Ihre nächste Bewegungseinheit brauchen.

sportlichen Aktivitäten einräumen? Klären Sie mit Ihren Kollegen und Ihrer Familie, ob sie damit einverstanden sind. Unterschätzen Sie nicht, wie sehr Sie den »sozialen Rückenwind« brauchen, um sich ganz und gar auf Ihr Vorhaben konzentrieren zu können. Andernfalls ist die Gefahr groß, dass Sie Ihren Plan frühzeitig aufgeben. Dann empfehlen wir, es doch besser erst einmal mit dem Programm für Typ A zu versuchen, bis die Rahmenbedingungen für Typ B geschaffen sind. Vorher müssen Sie aber noch entscheiden, ob Sie Ihr Ausdauertraining drinnen oder draußen absolvieren möchten. Sollten Sie sowohl als Läufer wie auch als Radfahrer das Fitnesscenter wählen (Crosstrainer, Laufband, Ergometer), entfallen natürlich alle unten aufgeführten »Outdoor-Utensilien«. Zum Laufen oder Walken benötigen Sie folgende Ausrüstung:

- Laufkleidung: T-Shirt, Sweatshirt oder Trainingsjacke, Regenjacke, kurze Hose, lange Hose, Sportsocken, Handschuhe
- Laufschuhe: bequeme Sportschuhe, möglichst zwei Paar, falls ein Paar nass geworden ist
- Kopfbedeckung: Mütze, Kappe
- Zubehör: Pulsuhr, Stoppuhr, Schrittzähler, Stirnlampe, Schlüsseltasche
- Für Walker: Nordic-Walking-Stöcke – möglichst leicht und teleskopierbar zur leichten Anpassung an die Körpergröße und mit komfortablen Schlaufen

Zum Radfahren sollten Sie sich folgende Ausrüstung zulegen:

- Fahrrad: leichtes Rennrad oder Trekkingrad (je nach Geschmack und abhängig von Strecke und sonstigem Einsatzzweck)
- Sportkleidung: T-Shirt, Sweatshirt oder Trainingsjacke, Regenkombination, kurze Hose, lange Hose, Sportsocken, Handschuhe, Schuhschutz

- Sportschuhe: möglichst zwei Paar, falls ein Paar nass geworden ist
- Kopfbedeckung: Mütze, Kappe
- Zubehör: Pulsuhr, Radcomputer, Stirnlampe, Reflektoren bzw. Pannenweste, Trinkflasche, Schlüsseltasche

Und für Schwimmer ist folgende Ausrüstung unentbehrlich:

- Schwimmbekleidung: funktionale Badehose oder Badeanzug
- Kopfbedeckung: Badekappe
- Zubehör: Pulsuhr

Die Vorbereitungen für das Krafttraining sind wesentlich simpler und weniger aufwendig. Zunächst müssen Sie entscheiden, ob Sie die Übungen lieber zu Hause praktizieren oder ob Sie in einem Fitnessstudio trainieren wollen. Für zu Hause brauchen Sie eine Gymnastikmatte und einen Ort, wo Sie genügend Platz und Ruhe haben, um Ihre Übungen ungestört zu absolvieren. Für beide Varianten sollten Sie ein komfortables Sportoutfit haben: eine Gymnastik- oder Turnhose, ein Trainingsshirt und bequeme, leichte Sportschuhe.

## Ernährung

Weil Bewegung alleine nicht ausreicht, um eine messbare verbesserte Lebensqualität zu erreichen – außer man schafft es wie Typ C, mindestens fünfmal pro Woche ein intensives Sportprogramm zu absolvieren – empfehlen Experten die Kombination aus Bewegung und Ernährung, um die Ziele zu erreichen, die man sich wünscht.

Für Typ B ist deshalb an drei Tagen pro Woche auch eine Ernährungsumstellung vorgesehen – hin zu gesünderen und schützenden Lebensmitteln. Orientieren Sie sich dazu an den Ernährungsempfehlungen ab Seite 39. An den restlichen vier Tagen der Woche

**TIPP**

Im Rahmen des intensiven Intervalltrainings (HIIT) wechseln normale mit schnellen Phasen ab. Um die Zeit für die Sprints besser einschätzen zu können, empfehlen wir den Einsatz einer Stoppuhr. Die Erfahrung zeigt, dass es beim HIIT einfach unkomfortabel ist, neben dem Puls auch noch die Zeit auf einer normalen Uhr im Blick haben zu müssen.

können Sie essen wie gewohnt. Zur Vorbereitung dieses Vorhabens legen Sie am besten schon jetzt die Tage fest, an denen es Ihnen möglich ist, darauf zu achten, was Sie essen. Es sollten über die drei Projektmonate immer die gleichen Tage sein. So stellen sich Ihr Körper und Ihr Bewusstsein auf diesen Rhythmus ein und es fällt Ihnen leichter, den Plan durchzuhalten.

Sollten Sie im Rahmen Ihres persönlichen Projekts auch eine Gewichtsreduktion anstreben, wählen Sie Ihre Lebensmittel zusätzlich nach ihrer Energiedichte aus. Für Sie kommen an den drei gewählten Tagen hauptsächlich Nahrungsmittel mit einer Energiedichte bis 200 kcal pro 100 Gramm in Frage – vorzugsweise deutlich darunter. Seien Sie in dieser Zeit bitte äußerst zurückhaltend mit den Speisen, die wir als »energiedicht« aufgeführt haben – siehe unsere Lebensmittellisten ab Seite 52. Wenn Sie die Kalorienmenge an den ausgewählten drei Tagen der Woche um etwa 25 Prozent reduzieren, können Sie in den drei Projektmonaten einen Gewichtsverlust von bis zu drei Kilogramm erreichen.

# DAS MUSS TYP C PLANEN

Sie haben sich nach sorgfältiger Selbsteinschätzung Typ C zugeordnet. Alle Achtung! Damit haben Sie sich für unser Topprogramm für besonders Ehrgeizige entschieden und sind bereit, mehrmals pro Woche intensiven Sport zu treiben. Gleichzeitig sind Sie sich darüber im Klaren, dass Sie ein solch anspruchsvolles Bewegungsprogramm nur mit ausreichender Regeneration und konsequent gesundheits- und leistungsfördernder Ernährung meistern können.

## Sportliche Aktivitäten

Ihre Typenwahl lässt vermuten, dass Sport in Ihrem Leben bereits eine wichtige Rolle spielt oder schon gespielt hat, weil Bewegung für Sie zu einem erfüllten Leben gehört und Ihnen Spaß macht. Sie haben demnach umfangreiche Erfahrung mit regelmäßiger belastender körperlicher Aktivität und wissen, wie Sie die extensiven Bewegungseinheiten für Typ C in Ihrem Alltag unterbringen können.

Planen Sie also feste (Tages-)Zeiten sowohl für Ihr Ausdauer- als auch für Ihr Krafttraining ein. Entscheiden Sie zunächst, welche Sportart Ihnen am meisten liegt und ob Sie sie drinnen oder draußen absolvieren möchten. Dann stellen Sie sicher, dass Sie die dafür notwendige Ausrüstung parat haben. Am besten organisieren Sie eine Sportbox, in der alle Utensilien griffbereit liegen, die Sie für eine Bewegungseinheit brauchen. Für Ihr Lauftraining benötigen Sie folgende Ausrüstung:

- Laufkleidung: T-Shirt, Sweatshirt oder Trainingsjacke, Regenjacke, kurze Hose, lange Hose, Sportsocken, Handschuhe
- Laufschuhe: bequeme Sportschuhe (möglichst zwei Paar, falls ein Paar nass geworden ist
- Kopfbedeckung: Mütze, Kappe
- Zubehör: Pulsuhr, Stoppuhr, Schrittzähler, Stirnlampe, Schlüsseltasche

Sollten Sie Ihr Training bevorzugt im Fitnessstudio praktizieren, entfallen natürlich alle entsprechenden Utensilien wie Beleuchtung, Kälte- oder Regenschutz.

Für Radfahrer ist folgende Ausrüstung erforderlich:

- Fahrrad: leichtes Rennrad oder Trekkingrad, je nach Vorliebe und abhängig von Strecke oder sonstigem Einsatzzweck
- Sportkleidung: T-Shirt, Sweatshirt oder Trainingsjacke, Regenkombination, kurze Hose, lange Hose, Sportsocken, Handschuhe, Schuhschutz
- Sportschuhe: möglichst zwei Paar, falls ein Paar nass geworden ist
- Kopfbedeckung: Mütze, Kappe
- Zubehör: Pulsuhr, Radcomputer, Stirnlampe, Reflektoren bzw. Pannenweste, Trinkflasche, Schlüsseltasche

## TIPP

Aufgrund der hohen Bewegungsintensitäten empfehlen wir zudem die sinnvolle Substitution mit hochwertigen Fischölkapseln. Besorgen Sie sich diese in ausreichender Menge für die drei Monate in der Apotheke, Drogerie oder im Internet. Damit unterstützen Sie ihre Leistungsfähigkeit mit ausreichend Omega-3-Fettsäuren (siehe Seite 41).

Als Schwimmer sollten Sie über diese Ausrüstung verfügen:

• Schwimmbekleidung: funktionale Badehose, Badeanzug
• Kopfbedeckung: Badekappe
• Zubehör: Pulsuhr

Für das Krafttraining zu Hause brauchen Sie deutlich weniger. Es genügen eine Gymnastikmatte und ein Ort, an dem Sie ausreichend Platz und Ruhe haben, um Ihre Übungen zu absolvieren. Außerdem benötigen Sie für Ihr Krafttraining ein Theraband mittlerer Stärke. Als passendes Sportoutfit empfehlen wir: Gymnastik- oder Turnhose, T-Shirt und bequeme, leichte Sportschuhe.

## Ernährung

Nachdem Sie sich für unser Power-Programm entschieden haben, wird Ihnen auch in puncto Ernährung nichts geschenkt. Für Sie gilt: Fünf Tage pro Woche gibt es nur gesunde und den Organismus schützende Lebensmittel – mit viel Eiweiß (ideal sind 1,2 Gramm pro Kilogramm Körpergewicht am Tag), gesunden Fetten (etwa Chiasamen, Leinsamen oder Nüsse) und wenig Kohlenhydraten (möglichst nicht mehr als 40 Prozent der täglichen Kalorienzufuhr). Zu viele Kohlenhydrate an Trainingstagen verhindern nämlich die Regenerationsfähigkeit der Muskulatur. Das heißt, nach dem durch die intensiven Aktivitäten in den Muskeln gesetzten Trainingsreiz folgt die Erschöpfungsphase. Diese Zeit nutzt der Organismus, um sich zu erholen, und der Körper entwickelt und verbessert seine Leistungsfähigkeit. Der aus Kohlenhydraten umgewandelte Zucker bremst jedoch diese wichtige Regeneration aus beziehungsweise verschlechtert sie sogar – Eiweiß hingegen unterstützt sie. Wer also nach dem Training schnell wieder fit werden und sich rasch erholen möchte, verzichtet am besten auf zu viele Kohlenhydrate nach dem Sport. Idealerweise bevorzugen Sie wertvolle pflanzliche Eiweißlieferanten, wie wir sie ab Seite 45 empfehlen, zum Beispiel Chiasamen oder weiße Bohnen, Thunfisch oder Forelle, Berg- oder Emmentalerkäse. Aufgrund der intensiven körperlichen Belastung dürfen Sie essen, so viel Sie wollen. Tabu ist alles aus den Listen für energiedichte Lebensmittel ab Seite 52 mit Ausnahme von hochwertigen Ölen, Nüssen, Samen, Vollkornprodukten sowie gesundem Fisch wie Lachs oder Thunfisch.

Die perfekte Planung für Ihren Ernährungsteil sieht nicht zuletzt vor, dass Sie Ihren Kühlschrank und Ihre Vorratsschränke von allen »Don'ts« befreien und ausschließlich die ernährungstechnischen »Dos« zu Hause haben, einschließlich der passenden Getränke, zum Beispiel Wasser oder Kräutertees. Damit fällt es Ihnen leichter, den Plan durchzuhalten.

## Regeneration

Wie wichtig unter den Typ-C-Bedingungen eine genügende Regeneration ist, haben wir bereits im Zusammenhang mit dem Thema Superkompensation (siehe Seite 58) erklärt. Achten Sie also bitte bei Ihrer Planung unbedingt darauf, dass Sie während der intensiven drei Monate stets ausreichend Zeit zum Schlafen haben.

Damit aber auch die Schlafqualität stimmt, sollten Sie Ihre hohen Intensitäten nicht zu spät trainieren. Und Alkohol – der die Hormonausschüttung und damit die Superkompensation hemmt – ist sieben Stunden nach dem Sport und eine Stunde vor dem Zubettgehen ebenfalls tabu.

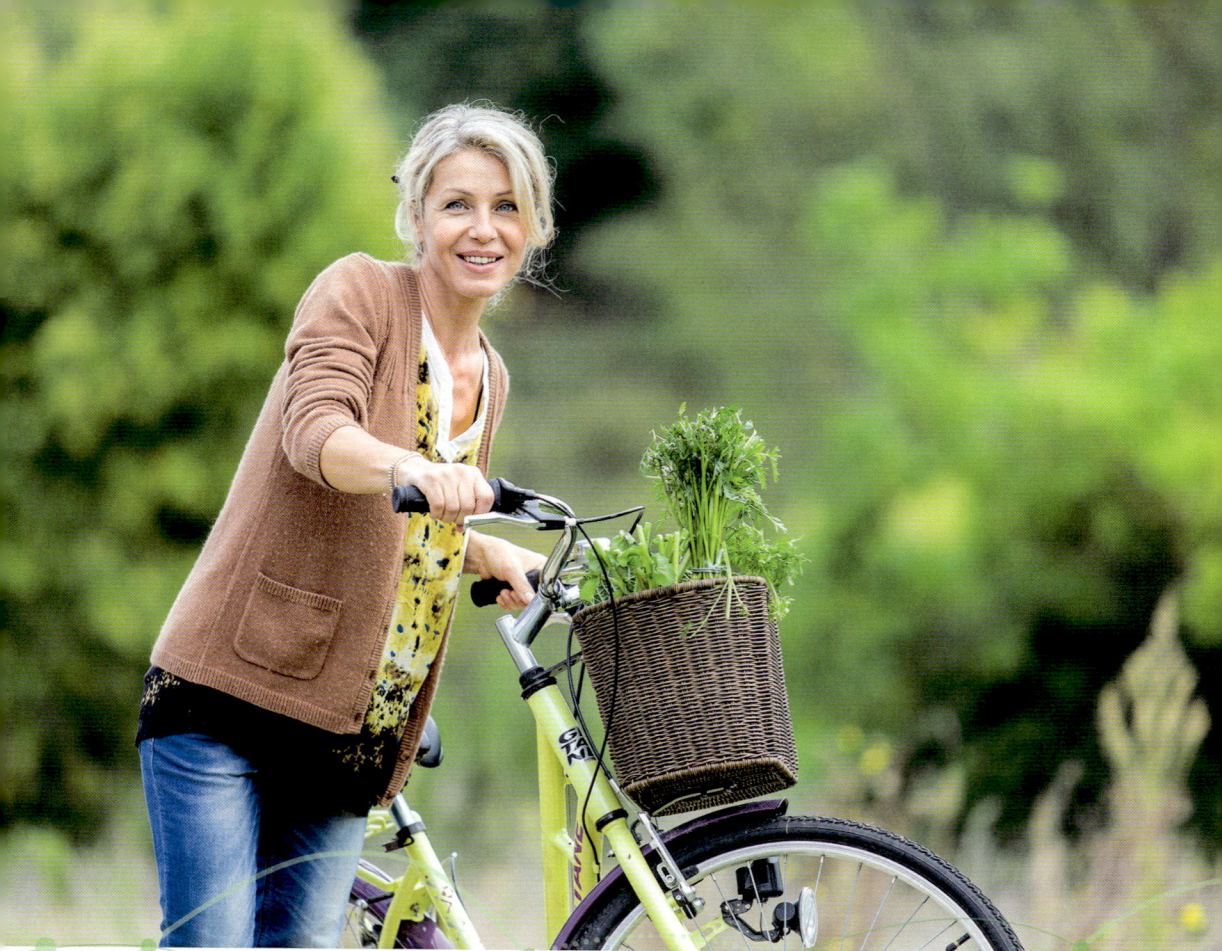

# DAS TYPGERECHTE
## PROGRAMM FÜR TYP A

Jetzt können Sie loslegen. Die Umsetzungsphase Ihrer Never Aging Story beginnt. Ihr persönlicher Weg zu einer höheren Lebensqualität mit mehr körperlicher, aber auch geistiger Leistungsfähigkeit führt über eine moderate Anpassung der üblichen Alltagsaktivitäten. Schließlich wollen Sie den gesundheitsschädlichen Auswirkungen eines möglichen Bewegungsmangels wirksam entgegensteuern. Keine Sorge, Ihnen werden keine sportlichen Höchstleistungen abverlangt. Dafür spielt bei Ihnen an vier Tagen der Woche eine gesunde und leistungsfördernde Ernährung die Hauptrolle – eventuell mit einer reduzierten Kalorienzufuhr, falls Sie eine Gewichtsreduktion anstreben. Und weil kein gesunder Lebensstil ohne mentale Ausgeglichenheit und umfassende Regenerationsfähigkeit gelingen kann, gehören zu Ihrem typgerechten Programm natürlich auch regelmäßige Meditations- und Entspannungseinheiten.

## VERMEHRTE AKTIVITÄTEN IM ALLTAG

Als Sportmuffel gehören Sie zur Mehrheit der Deutschen. Über 70 Prozent der Menschen hierzulande haben wenig Interesse daran, sich körperlich übermäßig anzustrengen oder sich im Wettkampf mit anderen zu messen. Doch um Ihren Bewegungsmangel auszugleichen und eine bessere körperliche Leistungsfähigkeit zu erreichen, ist es für Sie wichtig, sowohl Ihre Ausdauer als auch Ihre Kraft zu optimieren. Das gelingt mit unterschiedlichen Alltagsaktivitäten. Beispielsweise trainiert zügiges Gehen Ihre Ausdauer mit Stärkung des Herz-Kreislauf-Systems oder regelmäßiges Treppensteigen Ihre (Bein-)Kraft mit Aufbau der Muskulatur. Mit Fahrradfahren erreichen Sie sogar beides.

In den nächsten drei Monaten sollten Sie an zwei Tagen pro Woche zusätzliche Alltagsaktivitäten einplanen. Sie können wählen zwischen jeweils:

• 30 Minuten zügig gehen an einem Tag und fünf Minuten Treppensteigen an einem anderen Tag
• zehn Kilometer Radfahren

Das ist das Minimum an zusätzlicher wöchentlicher Bewegung, um ein spürbares Ergebnis hin zu mehr Lebensqualität zu erreichen. Mit weniger werden Sie keine Veränderung spüren.

Doch keine Sorge, in den ersten Wochen dürfen Sie die Minuten fürs Gehen und Treppensteigen sowie die Kilometer fürs Radfahren über den Tag verteilen. Wichtig ist nur, dass Sie am Ende des Tages die 30 Minuten Gehen oder die fünf Minuten Treppensteigen oder die zehn Kilometer Radfahren geschafft haben und in Ihrem Stundenplan abhaken können. Das Ziel aber sollte sein, am Ende des zweiten Monats die Einheiten möglichst am Stück zu leisten.

Sie können die Aufgaben natürlich auch beliebig mixen. Ob Sie an einem Tag pro Woche beispielsweise zur Arbeit radeln, an einem anderen Tag eine Station früher aus dem Bus oder der U-Bahn aussteigen, um zu Fuß zur Arbeit oder nach Hause zu gehen oder Sie sich allein aufs Treppensteigen konzentrieren, bleibt Ihnen überlassen. Denken Sie daran, Ihre Einheiten schon vorher planen. Tragen Sie also in Ihren Stundenplan die Tage ein, an denen Sie etwas tun wollen. Spontanität bringt Sie hier sicher nicht zum Erfolg. Planung ist wichtig für die Motivation und fürs Durchhalten!

### VERY BRITISH

Um dem grassierenden Bewegungsmangel mit steigendem Übergewicht und sinkender Leistungsfähigkeit zu begegnen, fördern Englands Kommunen bereits die Bewegungslust der Schulkinder mit sogenannten Walking-Bussen. Dabei werden die Kinder morgens mit Bussen von den Haltestellen an ihren Wohnorten abgeholt und ungefähr 1,5 Meilen (2,4 Kilometer) von der jeweiligen Schule entfernt abgesetzt – und zwar bei jedem Wetter. Von dort begleiten sie Aufsichtspersonen zu Fuß zur Schule. Das Modell stärkt neben der kindlichen Fitness auch Verkehrssicherheit und Verantwortungsgefühl.

### NICHT ZU LANGE SITZEN

Langes Sitzen schadet der Gesundheit (Näheres dazu ab Seite 22). Deshalb sollten Sie alle 30 Minuten unbedingt für drei Minuten aufstehen und umhergehen oder – noch viel besser – Treppen steigen.
Generell gilt: Stehen Sie möglichst häufig von Ihrem Bürostuhl auf, etwa um im Stehen zu telefonieren oder um den Kollegen im anderen Stockwerk persönlich zu sprechen anstatt ihm eine E-Mail zu schreiben.

# UNTERARM-STÜTZ

Diese Mini-Kraftübung, die Sie morgens oder abends in Ihren Tagesablauf einplanen können, dauert nur 30 Sekunden und beansprucht quasi alle Muskeln.

**1** Gehen Sie auf die Knie und stützen Sie sich mit den Unterarmen am Boden ab. Dann machen Sie die Beine lang und setzen die Zehenspitzen auf.

**2** Heben Sie den Po so weit an, dass Rücken, Becken und Beine eine Linie bilden. Halten Sie diese Position mindestens 30 Sekunden.

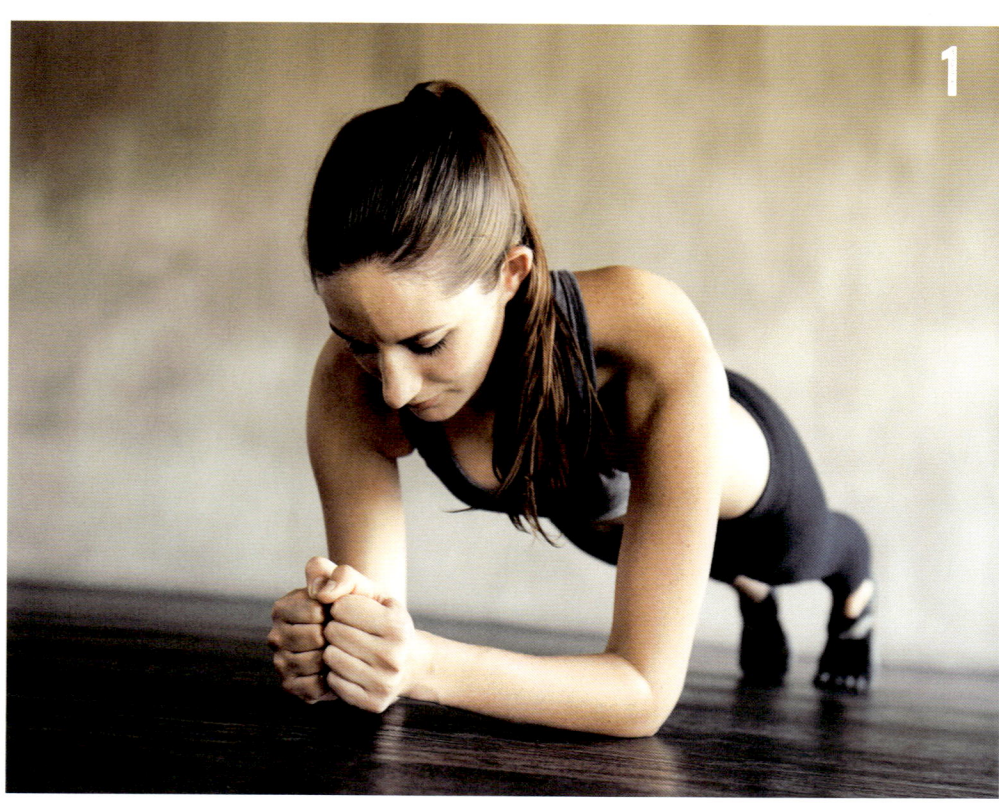

## Tipps für zusätzliche Alltagsaktivitäten

Sie können Ihr Bewegungsprogramm auch leicht erweitern, indem Sie die gewohnten Alltagsabläufe einfach aktiver gestalten:

- Nehmen Sie immer die Treppe. Verzichten Sie künftig auf Rolltreppen und Aufzüge.
- Steigen Sie auf dem Weg zur Arbeit oder auf dem Heimweg eine Bahnstation oder ein paar Busstationen früher aus und gehen Sie die letzten zwei Kilometer zu Fuß.
- Bewegen Sie sich in der Mittagspause und machen Sie einen kleinen Spaziergang. Vielleicht können Sie auch Ihre Kollegen zu einer Runde um den Block animieren. Das erhöht die Motivation.
- Lassen Sie am Wochenende das Auto stehen und erledigen Sie die kleineren Besorgungen mit dem Rad oder zu Fuß.
- Oder Sie praktizieren ein wenig italienische Lebensart und gehen – wie es bevorzugt die Süditaliener machen – eine Runde spazieren, bevor Sie es sich nach der Arbeit zu Hause gemütlich machen. Es sollten mindestens 15 Minuten sein. Damit schlagen Sie mehrere Fliegen mit einer Klappe: Sie haben eine Bewegungseinheit, Sie tanken frische Luft und Sie kommen nach einem anstrengenden oder stressigen Arbeitstag viel leichter in die Entspannung. Wind und Wetter sind übrigens keine Ausrede! Sie haben sich ja bereits in der Planungsphase die passende Kleidung für jede Wetterlage zugelegt.
- Oder wie wäre es mit Kniebeugen während des Zähneputzens oder Kochens? Einfach immer mal wieder in die Hocke und zurück – so oft Sie können. Das trainiert die Bein- und Pomuskeln. Tragen Sie die Anzahl in Ihren Stundenplan – dann können Sie sehen, wie sich Ihre Leistungsfähigkeit von Woche zu Woche steigert.

## GESUNDE, LEISTUNGSFÖRDERNDE ERNÄHRUNG

Nachdem Sie als Typ A weniger auf intensive sportliche Ertüchtigung setzen, kommt der Ernährung bei Ihnen eine größere Bedeutung zu als bei Typ B oder C.

### Wenn Sie abnehmen wollen

Seit Ihrer Standortbestimmung zum Thema Ernährung und / oder Übergewicht auf den

**Erweitern Sie Ihr Bewegungsprogramm – ob zu Fuß oder mit dem Fahrrad.**

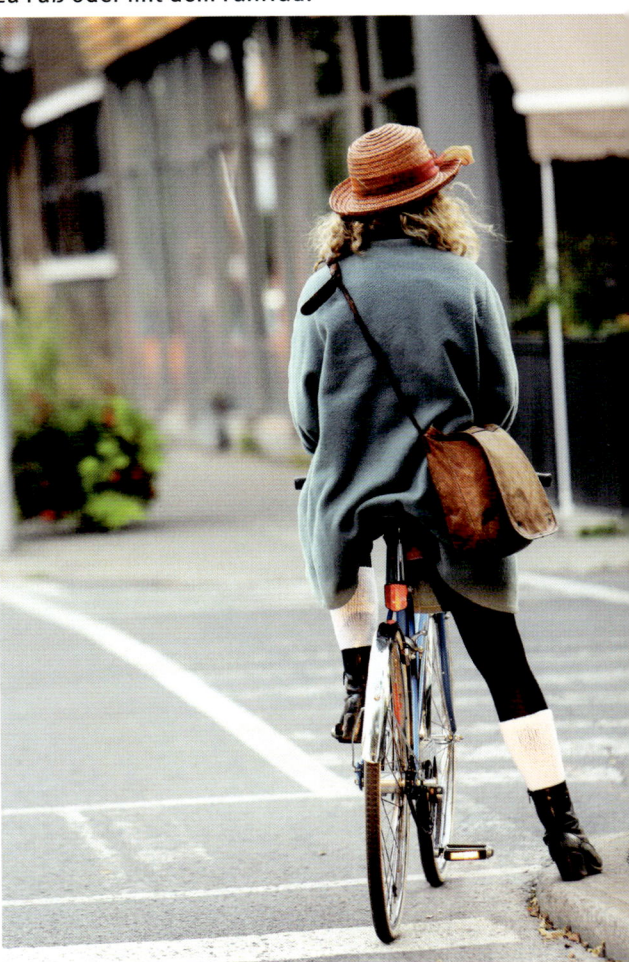

Seiten 77 und 85 wissen Sie, ob Sie Gewicht reduzieren sollten oder nicht. Wenn ja, lautet die Aufgabe: An vier Tagen pro Woche essen Sie hauptsächlich Lebensmittel mit geringer (bis 125 kcal pro 100 Gramm) und mittlerer Energiedichte (125 bis 200 kcal pro 100 Gramm) – und nur wenige, sehr sorgfältig ausgewählte Lebensmittel mit hoher Energiedichte (mehr als 200 kcal pro 100 Gramm). Absolut tabu sind aus der Liste der energiedichten Lebensmittel (siehe ab Seite 52) Weißmehlprodukte, Süßigkeiten, Fastfood, Kuchen und Fertiggerichte. Außerdem gilt für Ihre ausgewählten Tage: kein Alkohol!

## Für Ihre Fitness nur das Beste

Sollten Sie keine Gewichtsreduktion anstreben, gilt für Sie: An vier Tagen der Woche essen Sie ausschließlich gesundheitsfördern-

### BAUCHATMUNG

Voraussetzung für eine gute Atmung ist die Entspannung. Kommen Sie also zur Ruhe und lockern Sie die Muskeln. Dann konzentrieren Sie sich auf Ihre Atmung. Nehmen Sie ein paar Atemzüge lang bewusst wahr, wie Sie ein- und ausatmen. Dann legen Sie die Hände auf Ihren Bauch zwischen Rippenbogen und Nabel und atmen gezielt gegen die Hände ein und aus. Dabei spüren Sie, wie sich der Bauch mit dem Atem hebt und senkt.

de und schützende Lebensmittel (Näheres dazu ab Seite 39). Das sind zum Beispiel: 500 Gramm Gemüse, zwei Stücke Obst, eine Handvoll Nüsse und gesunde Fette.

Eine sehr gute und schmackhafte Orientierung gibt Ihnen die sogenannte DASH-Diät (DASH = Diätetischer Ansatz zum Stopp von Hochdruck). Sie zeichnet sich durch einen hohen Anteil an pflanzlichen Lebensmitteln aus – vor allem an rohem und nur gering verarbeitetem Gemüse und Obst. Dadurch sind Sie ausreichend mit Ballaststoffen, Antioxidantien und sekundären Pflanzenstoffen versorgt. Der Anteil an tierischen Lebensmitteln fällt dagegen mäßig aus. Wobei fettreduzierten Milch- und Sojaprodukten sowie Fisch und Geflügel der Vorzug zu geben ist gegenüber rotem Fleisch von beispielsweise Schwein oder Rind. Auf Wurstwaren und Eier sollten Sie an diesen Tagen ganz verzichten. Um Ihren Bedarf an ungesättigten Fettsäuren zu decken, wählen Sie gesunde pflanzliche Öle, wie Oliven- oder Walnussöl als Hauptfettquelle – sowohl zum Kochen als auch zum Beispiel für Salatsoßen – und vermeiden Butter oder Margarine. Das I-Tüpfelchen im DASH-Ernährungskonzept ist die großzügige Verwendung frischer oder getrockneter Kräuter und Gewürze. Sie geben nicht nur den Geschmack, sondern können auch das Salz zum Teil oder sogar völlig ersetzen. Sich nach dem DASH-Prinzip zu ernähren, ist nicht nur extrem gesund, sondern gibt Ihren Geschmacksnerven ganz neue Impulse. Probieren Sie es aus (beachten Sie dazu unseren Buchtipp auf Seite 140).

Tragen Sie die Tage, an denen Sie sich ausschließlich gesund und leistungsgerecht ernähren, in Ihren Stundenplan ein (siehe Umschlaginnenseite vorn). Es müssen nicht die gleichen Tage sein wie für Ihre zusätzlichen Bewegungseinheiten. Allerdings wird Ihr Körper es zu schätzen wissen, wenn er zur ungewohnten körperlichen Belastung leistungsfördernde leichte Nahrung bekommt und nicht auch noch schwere Verdauungsarbeit leisten muss.

## MEDITATION UND ACHTSAMKEIT

Ebenfalls an mindestens vier Tagen in der Woche trainieren Sie Ihre Achtsamkeit mit einer leichten Meditations- oder Entspannungsübung. Dafür suchen Sie Ihren bereits in der Planungsphase definierten Rückzugsort auf und versuchen sich zu entspannen.

### Meditation mit Musik

Setzen Sie sich in lockerer Kleidung bequem aber aufrecht vor Ihre (Meditations-)Kerze. Zünden Sie die Kerze an und legen Sie die Meditationsmusik auf, die Sie auf CD besorgt haben.
- Betrachten Sie fünf Minuten lang die Flamme. Dabei lassen Sie Ihre Gedanken fließen – egal, was Ihnen in den Sinn kommt, Sie lassen es wieder ziehen ohne sich damit zu beschäftigen und ohne es zu bewerten.
- Gleichzeitig beobachten Sie Ihren Atem und achten dabei auf die Bauchatmung (siehe Infokasten links).

In der Meditation macht eindeutig Übung den Meister. Möglicherweise wird es Ihnen am Anfang schwerfallen, fünf Minuten lang in den Bauch zu atmen und/oder die Gedanken fließen zu lassen, ohne sie zu bewerten. Doch Sie werden sehen: Je öfter Sie die Meditationsaufgabe praktizieren, desto besser wird sie Ihnen gelingen.

## An etwas Schönes denken

Diese Übung für mehr Achtsamkeit und Entspannung im Alltag eignet sich für jeden Tag, auch am Schreibtisch.
- Schließen Sie die Augen und nehmen Sie Ihre Hände vors Gesicht, um sich besser konzentrieren zu können. Richten Sie nun Ihre Gedanken auf eine schöne Erinnerung, die positive Gefühle in Ihnen weckt: ein freundliches Lächeln des Nachbarn,

### ENTSPANNENDE ATMUNG

Besonders effektiv in die Entspannung kommen Sie mit Atemübungen. Indem Sie bewusst Einfluss auf Ihre Atmung nehmen, nutzen Sie den Umstand, dass An- und Entspannung mit der Atmung in direktem Zusammenhang stehen. Das lässt sich schon daran erkennen, dass wir gleichmäßig und tief atmen, wenn wir entspannt sind oder schlafen, und dass unsere Atmung flach und unregelmäßig wird, sobald wir in Stress geraten. Allein indem wir uns auf den Atem konzentrieren, verändert sich unsere Wahrnehmung und lenkt uns ab von Sorgen oder Grübeleien und dem damit einhergehenden Disstress. Der gesamte Organismus kommt in die Entspannung, der Herzschlag beruhigt sich, der Blutdruck sinkt und auch die angespannte Muskulatur lockert sich.

ein liebevolles Kompliment des Partners, ein schönes Erlebnis mit den Kindern …

• Atmen Sie tief ein, halten Sie die Luft kurz an und atmen Sie dann langsam wieder aus. Wiederholen Sie das Ganze vier Mal.

• Sobald Sie sich auf diese Weise in einen Wohlfühlmodus gebracht haben, aktivieren Sie jetzt Ihre Gesichtsmuskeln, indem Sie Grimassen schneiden. Bewegen Sie dabei alle Partien in Ihrem Gesicht, die Sie beeinflussen können, so intensiv wie möglich. Sie werden die Entspannung nicht nur im Gesicht, sondern im ganzen Körper spüren.

Diese Übung eignet sich ebenso wie die Meditation mit Musik besonders vor dem Zubettgehen als Schlafritual. Bei konsequenter Regelmäßigkeit bereitet sich der Körper dann nämlich schon aufs Schlafen vor und schaltet rechtzeitig in den Schlafmodus. Ihre Aufgabe lautet dazu vor allem an Ihren bewegungsintensiven Tagen: Sorgen Sie unbedingt dafür, dass Sie siebeneinhalb bis acht Stunden Schlaf haben, um Ihre Regeneration zu optimieren.

## Eine Atemübung für jeden Tag

Am besten Sie lüften zuerst gründlich den Raum, in dem Sie Ihre Atemübungen praktizieren möchten, damit genügend Sauerstoff vorhanden ist.

• Setzen Sie sich bequem aufrecht hin und schließen Sie die Augen, damit Sie Ihre volle Aufmerksamkeit Ihrem Atem widmen können.

• Atmen Sie dann zwei bis drei Minuten lang bewusst tief durch die Nase ein und durch den Mund wieder aus. Zählen Sie dabei jeweils bis fünf. Pausieren Sie zwischen dem Ein- und Ausatmen jeweils zwei Sekunden.

Ziel ist es, die Atemübung insgesamt auf 10 bis 15 Minuten und die Zeit des Ein- und Ausatmens auf bis zu 10 Sekunden zu verlängern. Lassen Sie sich ausreichend Zeit, um das zu erreichen. Am besten Sie steigern jeden Tag ein bisschen mehr.

Führen Sie die Übung zwei- bis dreimal am Tag aus, dann werden Sie nach kurzer Zeit feststellen, wie Sie mehr Harmonie und innere Ruhe finden.

## Bei innerem Aufruhr

Besonders wenn Ihre Gedanken abends nicht zur Ruhe kommen oder Sie sich in starkem emotionalem Aufruhr befinden, hilft folgende Übung:

• Sitzen Sie bequem aufrecht und atmen Sie abwechselnd durch nur ein Nasenloch. Dazu nehmen Sie einen Finger der rechten Hand und schließen Ihr linkes Nasenloch, nehmen einen Atemzug nur durch das rechte Nasenloch und atmen anschließend langsam wieder aus.

• Und dann umgekehrt. Das praktizieren Sie im stetigen Wechsel mindestens 10 Minuten und steigern es auf bis zu 20 Minuten.

## TIPP

Machen Sie sich für jede Woche einen eigenen Stundenplan (Vorlagen für alle drei Typen finden Sie in den Umschlaginnenseiten. Tragen Sie darin Ihre Aufgaben für jeden Tag bereits im Vorfeld ein und haken Sie ab, was Sie erledigt haben.

# STRESS UND SORGEN ADE

»Hast Du ein Problem? Nein?
Dann sorge Dich nicht.
Hast Du ein Problem? Ja? Kannst Du etwas dagegen tun? Ja?
Dann sorge Dich nicht.
Hast Du ein Problem? Ja? Kannst Du etwas dagegen tun? Nein?
Dann sorge Dich nicht.
Du brauchst Dir also keine Sorgen zu machen.«

Diese asiatische Lebensweisheit bringt es auf den Punkt: Mehr Gelassenheit bei den alltäglichen Problemen und Problemchen des Lebens würde sich extrem positiv auf Ihre Lebensqualität auswirken. Wer sich ständig Sorgen macht, dass etwas schiefgehen könnte, sich immer wieder vor normalen Herausforderungen ängstigt und fürchtet zu versagen, macht sich das Leben nur unnötig schwer und kann es nciht genießen.
Es ist Ihre individuelle Einstellung zu stressverursachenden Situationen, die darüber entscheidet, ob Ihre Gesundheit gefährdet ist oder nicht. Denn Stress ist nur dann gesundheitsschädlich, wenn Sie ihn als dauerhaft negativ und belastend empfinden.

## SCHLUSS MIT DEM PERFEKTIONISMUS!

Am häufigsten zwischen uns und einer zufriedenen Ausgeglichenheit steht der Perfektionismus, also der völlig überhöhte Anspruch, alles stets fehlerlos zu erledigen. Wenn die Erwartungen an uns selbst und andere zu hoch sind, um auch nur im Entferntesten erfüllt werden zu können, hat ein gesunder Lebensstil keine Chance.
Machen Sie sich deshalb bewusst, in welchen Situationen Ihnen folgende Gedanken durch den Kopf gehen:

- Ich muss das unter allen Umständen heute noch erledigen.
- Weil ich dafür zuständig bin, muss ich das alleine schaffen.
- Wenn ich es nicht hinkriege, macht es kein anderer.
- Nur wenn ich es selbst erledige, wird es auch gelingen.

## POSITIV DENKEN

Hilfreich bei solchen Gedanken sind positive und beruhigende Selbstgespräche. Fragen Sie sich, was im schlimmsten Fall passieren kann, wenn die Dinge nicht so laufen, wie Sie es sich vorgestellt haben. Fragen Sie sich, ob es nicht auch noch morgen genügt. Und fragen Sie sich vor allem, ob Sie nicht jemanden um Hilfe bitten können. Damit nehmen Sie den allermeisten Situationen ihre Schwere und ihren (Zeit-)Druck.

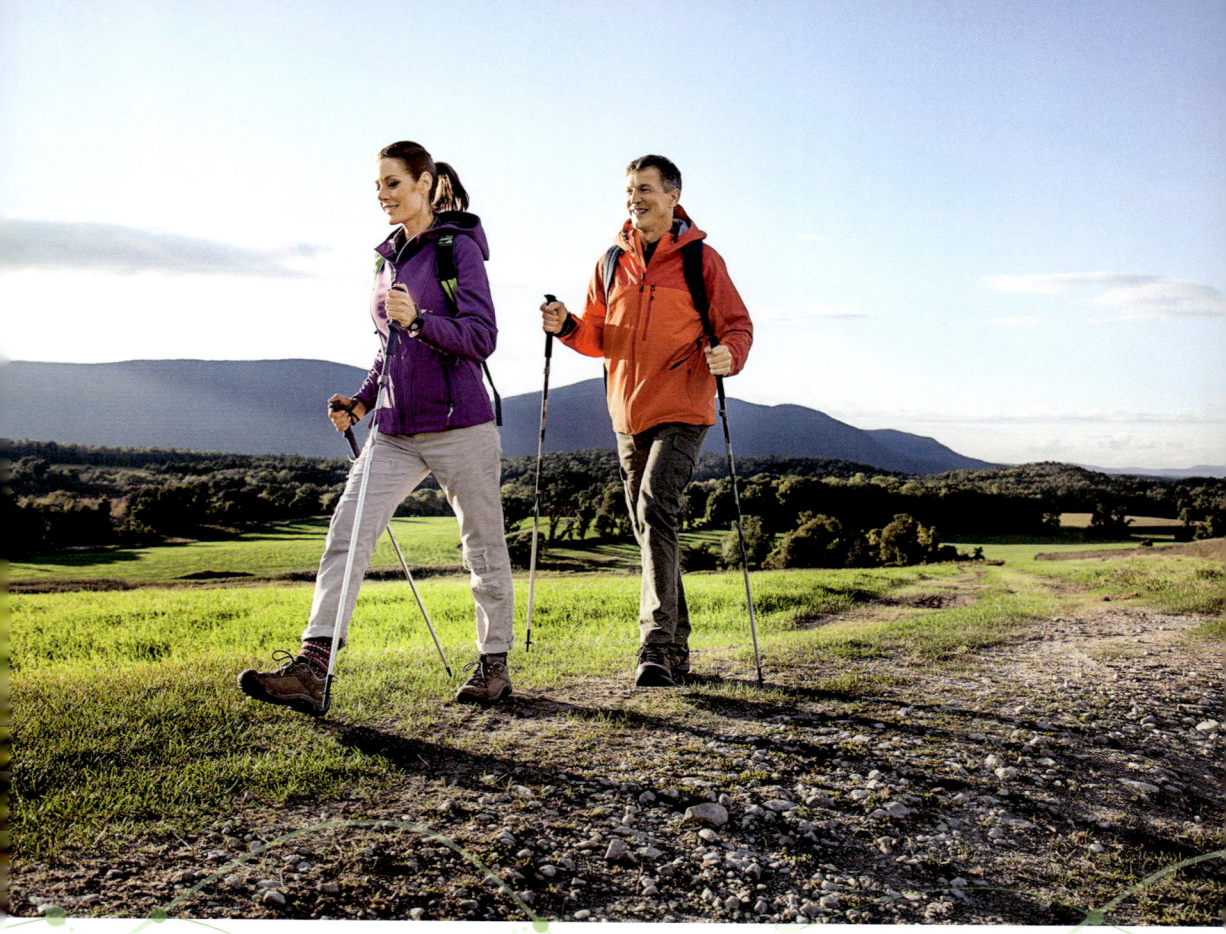

# DAS TYPGERECHTE
# PROGRAMM FÜR TYP B

Um eine bessere körperliche Leistungsfähigkeit zu erreichen, haben Sie sich dafür entschieden, mit gezielten Trainingseinheiten sowohl Ihre Ausdauer als auch Ihre Kraft zu optimieren. Ihnen geht es nicht um Höchstleistung, sondern um eine gute Fitness und Leistungsfähigkeit für den Alltag. Wichtig sind deshalb besonders die Regelmäßigkeit und die Gleichmäßigkeit Ihrer Bewegungseinheiten, die leicht umsetzbar sind und zu einem Lebensstil passen, der nicht auf maximale Leistung fokussiert ist. Sie können Ihr Intervalltraining (HIIT – High Intensity Intervall Training) ganz nach Belieben mit Laufen, Walken, Radfahren oder Schwimmen absolvieren. Außerdem gehört zu Ihrem typgerechten Lebensstil-Optimierungsprogramm eine gesunde, und leistungsfördernde Ernährung – eventuell mit einer reduzierten Kalorienzufuhr, falls Sie zudem eine gesunde Gewichtsreduktion anstreben.

Planen Sie in den nächsten drei Monaten bitte vier Bewegungseinheiten pro Woche ein – jeweils zwei für Ausdauer- und Krafttraining. Sie können dafür vier verschiedene Tage vorsehen, es spricht aber auch nichts dagegen, an zwei Tagen jeweils eine Einheit für Ausdauer und Kraft zu absolvieren. Die Reihenfolge (ob Sie zuerst die Kraft und dann die Ausdauer trainieren oder umgekehrt) und die Tageszeit (ob morgens oder abends) spielen keine Rolle.

## SPORTPROGRAMM FÜR AUSDAUER

Für den Bereich Ausdauertraining haben Sie je nach individueller Präferenz die Wahl zwischen Laufen, Walken, Radfahren oder Schwimmen.

Zunächst gilt es, die richtige Trainingsbelastung herauszufinden. Dazu haben Sie zwei Möglichkeiten.

**Möglichkeit 1:** Sie benutzen eine Pulsuhr und errechnen Ihre dafür notwendige optimale Herzfrequenz. Dazu brauchen Sie zunächst Ihre maximale Herzfrequenz, die sich aus der Formel im Kasten ergibt.

### MAXIMALE HERZFREQUENZ (HFMAX)

Zur Berechnung verwenden Sie die für Sie zutreffende Formel.
Für Männer gilt:
220 minus Lebensalter = HFmax
Für Frauen gilt:
226 minus Lebensalter = HFmax

Aus der maximalen Herzfrequenz errechnen Sie anschließend den in den Trainingsplänen vorgegebenen Prozentsatz für die optimale Herzfrequenz (HFopt). Dabei gelten folgende Intensitäten:

- Moderat: 70 Prozent der maximalen Herzfrequenz
- Ambitioniert: 75 bis 80 Prozent der maximalen Herzfrequenz
- Intensiv: 85 bis 90 Prozent der maximalen Herzfrequenz

Ein Beispiel: Sie sind 56 Jahre alt und männlich. Ihre maximale Herzfrequenz liegt also entsprechend der Formel bei 164 (220 minus 56) Herzschlägen pro Minute. Wenn Sie davon – abhängig von der jeweils vorgegebenen Trainingseinheit (siehe Trainingspläne) – beispielsweise 70 Prozent berechnen, so ergibt das 114 Herzschläge pro Minute. Ihre Pulsuhr sollte demnach während des Trainings 114 als Dauerwert anzeigen.

Für Radfahrer gilt: Sie trainieren mit einem niedrigeren Puls als Läufer. Der Grund: Die eingesetzte Muskelmasse ist etwa um 45 Prozent geringer. Die optimale Herzfrequenz wird gegenüber der von Läufern deshalb jeweils um 10 bis 15 Herzschläge pro Minute reduziert.

**Möglichkeit 2:** Wer keine Pulsuhr benutzen möchte, kann sich bezüglich der Belastungsintensität auch an der sogenannten Borg-Skala orientieren. Dabei bestimmt die empfundene Belastung die Selbsteinschätzung. Beachten Sie bitte den pro Trainingseinheit jeweils angegebenen Wert in Ihrem Trainingsplan.

Übrigens: Ausdauertraining wirkt wie ein Jungbrunnen. Nichts hilft schneller, seine Zellen zu verjüngen, als ein regelmäßig praktiziertes Training für die Ausdauer. Es beeinflusst Herz, Kreislauf, Stoffwechsel, Hormonhaushalt und das Immunsystem

## BORG-SKALA

1 = keine Belastung
2 = sehr geringe Belastung
3 = geringe Belastung
4 = leichte bis mittlere Belastung
5 = mittlere Belastung
6 = mittlere bis fordernde Belastung
7 = fordernde Belastung
8 = hohe bis sehr hohe Belastung
9 = sehr hohe Belastung
10 = maximale Belastung

gleichermaßen günstig. Von den umfangreichen Anpassungen profitieren Menschen am meisten, die sich sportlich bisher wenig betätigt haben. Gäbe es eine Pille, die alle positiven Effekte eines regelmäßigen Ausdauertrainings auf Körper und Gesundheit in sich vereint, würde sie den Nobelpreis erhalten. Wie gut, dass Sie sich diese Vorteile selbst erarbeiten können, indem Sie unser Sportprogramm für Typ B umsetzen.

In den folgenden Tabellen finden Sie die Trainingspläne für Typ B, mit denen Sie Ihr individuelles Ausdauer-Sportprogramm aus Lauf-, Walking-, Fahrrad- und Schwimmtraining zusammenstellen können.

## LAUFTRAINING FÜR TYP B

| | EINHEITEN PRO WOCHE | DAUER PRO EINHEIT | LEISTUNGSINTENSITÄT |
|---|---|---|---|
| Woche 1 bis 4 | 2 | 4 × 6 Minuten in moderater Intensität (1), direkt danach 2 Minuten in hoher Intensität (2) | (1) HFopt = 70 %, Borg = 6<br>(2) HFopt = 80 %, Borg = 8 |
| Woche 5 bis 8 | 2 | 5 × 4 Minuten in moderater Intensität (1), direkt danach 2 Minuten in hoher Intensität (2) | (1) HFopt 1 = 70 %, Borg = 6<br>(2) HFopt = 85 %, Borg = 8–9 |
| | 1 | 30 Minuten regenerative Einheit | HFopt = 65 %, Borg = 3–4 |
| Woche 9 bis 12 | 2 | 7 × 4 Minuten in moderater Intensität (1), direkt danach 1 Minute in hoher Intensität (2) | (1) HFopt = 75 %, Borg = 6<br>(2) HFopt = 80–85 %, Borg = 9 |
| | 2 | 30 Minuten regenerative Einheit | HFopt = 70 %, Borg = 3–4 |

## WALKINGTRAINING FÜR TYP B

| | EINHEITEN PRO WOCHE | DAUER PRO EINHEIT | LEISTUNGSINTENSITÄT |
|---|---|---|---|
| Woche 1 bis 4 | 2 | 25 Minuten in moderater Intensität | HFopt = 60–70 %, Borg = 5 |
| Woche 5 bis 8 | 3 | 35 Minuten in leicht gesteigerter Intensität | HFopt = 65–70 %, Borg = 6 |
| Woche 9 bis 12 | 4 | 45 Minuten in hoher Intensität | HFopt = 75 %, Borg = 7 |

## FAHRRADTRAINING FÜR TYP B

| | EINHEITEN PRO WOCHE | DAUER PRO EINHEIT | LEISTUNGSINTENSITÄT |
|---|---|---|---|
| Woche 1 bis 4 | 1 | 45 Minuten in ambitionierter Intensität | HFopt = 75 % (minus 10 bis 15 Schläge), Borg = 6 |
| | 1 | 60 Minuten in moderater Intensität | HFopt = 65 % (minus 10 bis 15 Schläge), Borg = 5 |
| | 1 | 30 Minuten in moderater Intensität | HFopt = 70 % (minus 10 bis 15 Schläge), Borg = 6 |
| Woche 5 bis 8 | 1 | 50 Minuten in moderater Intensität | HFopt = 70 % (minus 10 bis 15 Schläge), Borg = 6 |
| | 1 | 30 Minuten Tempoeinheit *) | HFopt = 85 % (minus 10 bis 15 Schläge), Borg = 8–9 |
| | 1 | 50 Minuten in moderater Intensität | HFopt = 65 % (minus 10 bis 15 Schläge), Borg = 4–5 |
| Woche 9 bis 12 | 1 | 60 Minuten in moderater Intensität | HF opt = 70 % (minus 10 bis 15 Schläge), Borg = 6 |
| | 1 | 30 Minuten Tempoeinheit *) | HFopt = 85 % (minus 10 bis 15 Schläge), Borg = 8–9 |
| | 1 | 60 Minuten in ambitionierter Intensität | HFopt = 75 % (minus 10 bis 15 Schläge), Borg = 6 |

Generell gilt: Radfahrer trainieren mit einem niedrigeren Puls als Läufer. Die optimale Herzfrequenz wird gegenüber der von Läufern deshalb jeweils um 10 bis 15 Herzschläge reduziert.

*) Eine Tempoeinheit bedeutet: 5 Minuten aufwärmen bei normalem Tempo, dann 5 Minuten mit maximaler Intensität Vollgas geben (Ziel für die Herzfrequenz: 85 %, Borg: 8–9), danach so lange ausrollen bis man bereit ist für den nächsten Spurt – immer im Wechsel 30 Minuten lang.

## SCHWIMMTRAINING FÜR TYP B

| EINHEITEN PRO WOCHE | EINHEITEN PRO WOCHE | STRECKE PRO EINHEIT | LEISTUNGSINTENSITÄT |
|---|---|---|---|
| Woche 1 bis 12 | 1 | Insgesamt 1000 Meter:<br>100 m Einschwimmen (1); über<br>200 m jeweils 25 m im Wechsel<br>zwischen Brust, Kraul oder Rücken<br>nach Wahl (2); dann 15 m Sprint<br>(3), 85 m locker Brust oder Kraul<br>(4); über 4 × 50 m im Wechsel<br>25 m Kraul (5) und 30 s Pause;<br>100 m locker z. B. auf dem Rücken<br>(6); 2 × 100 m jeweils die zweite<br>Hälfte deutlich schneller (7)<br>schwimmen als die erste (8);<br>100 m Ausschwimmen (9) | (1) Borg = 5<br>(2) Borg = 7<br>(3) Borg = 8<br>(4) Borg = 6<br>(5) Borg = 7<br>(6) Borg = 5<br>(7) Borg = 7<br>(8) Borg = 6<br>(9) Borg = 5 |

# SPORTPROGRAMM FÜR KRAFT

Um mit Ihrem Krafttraining die besten Trainingseffekte zu erzielen, enthält das Programm sowohl dynamische (konzentrische) als auch statische (isometrische) Übungen. Es gelten jeweils folgende Umfänge:

- **Dynamische Übungen:** 4 Sätze mit jeweils 6 bis 8 Wiederholungen. Die Muskulatur muss nach der letzten Wiederholung erschöpft sein (Borg = 6 bis 7). Zwischen den Sätzen jeweils 30 Sekunden Pause.
- **Statische Übungen:** 4 Sätze mit jeweils 6 bis 8 Wiederholungen und 10 bis 12 Sekunden Anspannung. Zwischen den Sätzen 30 Sekunden Pause.

Führen Sie die Übungen langsam und gleichmäßig ohne Schwung durch und so, dass Sie die Wiederholungen gerade so schaffen. Die letzten Wiederholungen müssen sich anstrengend anfühlen! Danach folgt gegebenenfalls der Seitenwechsel.

Achten Sie auf Ihre Atmung. Atmen Sie immer bei der Belastung aus und in der Entspannung ein.

## Krafttraining baut Brennöfen

Bei allen Vorzügen, die es zu bieten hat: Ausdauertraining allein genügt nicht, um Ihre Fitness umfassend zu optimieren. Denn es wirkt nicht auf Knochen, Sehnen, Bänder und Gelenke oder die Produktion der Leistungshormone Testosteron oder Östradiol. Dafür brauchen Sie ein spezielles Krafttraining, ebenso für einen ausreichenden Muskelaufbau für die passive Fettverbrennung. Schließlich arbeiten Muskeln selbst in Ruhephasen – also auch noch nach dem Training – als hocheffiziente Brennöfen für überschüssige Energie.

# BRIDGING

# LIEGESTÜTZ

1 Legen Sie sich auf den Rücken und setzen die Füße auf. Heben Sie das Becken so hoch wie möglich vom Boden ab (Knie, Hüfte, Schultern bilden eine Linie). Spannen Sie Bauch und Po fest an, um ein Hohlkreuz zu vermeiden. Die Spannung 10 Sekunden halten.
2 Anschließend das Becken bis kurz über den Boden sinken lassen.
**6 bis 8 Wiederholungen, 4 Sätze**

1 Stützen Sie sich auf Hände und Knie, die Arme sind gestreckt.
2 Beugen Sie die Arme, sodass sich Ihr Oberkörper und Po in einer Linie dem Boden nähern.
3 Drücken Sie Ihren Körper wieder nach oben, bis die Arme erneut gestreckt sind.
4 Steigern können Sie den Liegestütz, indem Sie sich statt auf die Knie auf die Zehenspitzen stützen.
**6 bis 8 Wiederholungen, 4 Sätze**

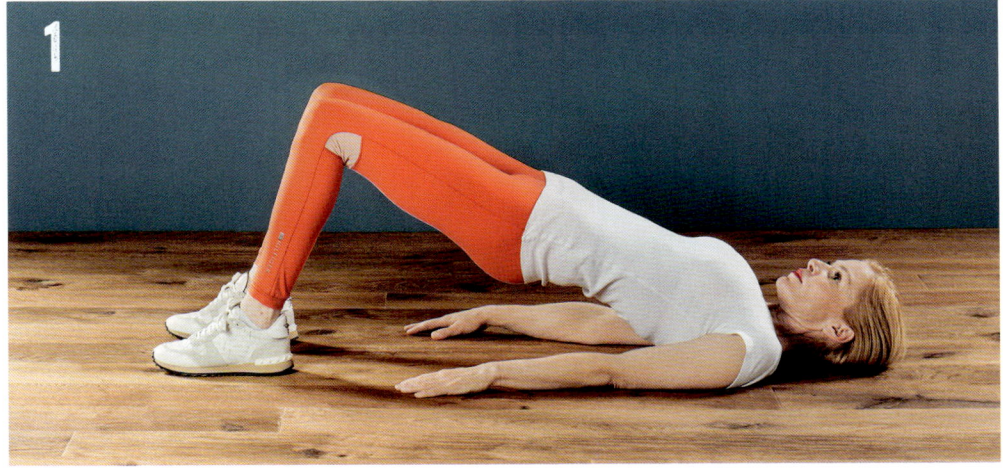

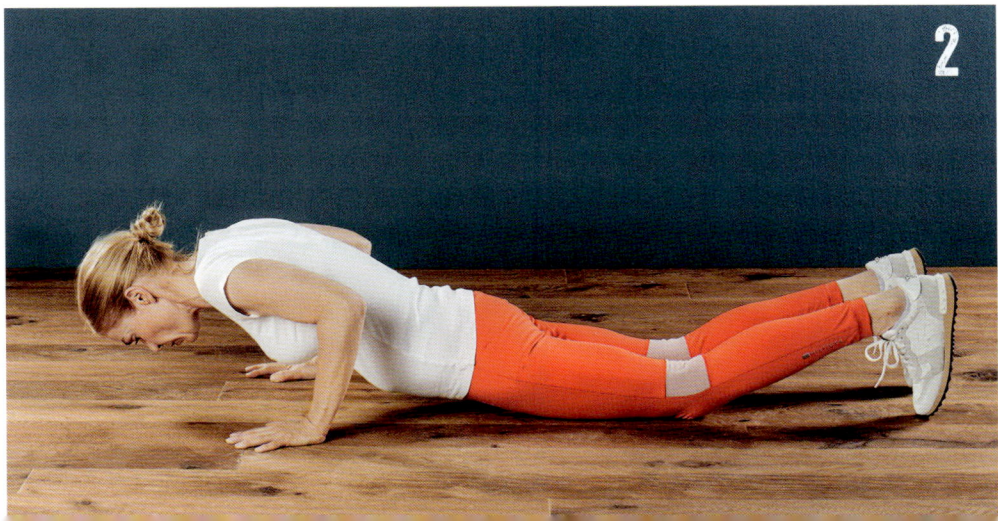

# BANK

1 Stützen Sie sich auf Hände und Knie. Strecken Sie den rechten Arm nach vorne und das linke Bein nach hinten. Achten Sie darauf, dass Ihr Bauch dabei angespannt ist (Hohlkreuz vermeiden).

2 Führen Sie Hand und Knie unter dem Körper zusammen, ohne dass Ihr Bein dabei den Boden berührt.

3 Dann die Seite wechseln.

**6 bis 8 Wiederholungen, 4 Sätze**

# BEINHEBEN IN SEITLAGE

1 Sie befinden sich in der stabilen Seitenlage und stützen sich mit dem unteren Arm ab, der Körper befindet sich dabei in gestreckter Spannung.

2 Heben Sie beide Beine gleichzeitig leicht an und strecken dann das obere Bein nach oben. Halten Sie die Position für 15 Sekunden.

**6 bis 8 Wiederholungen, 4 Sätze**

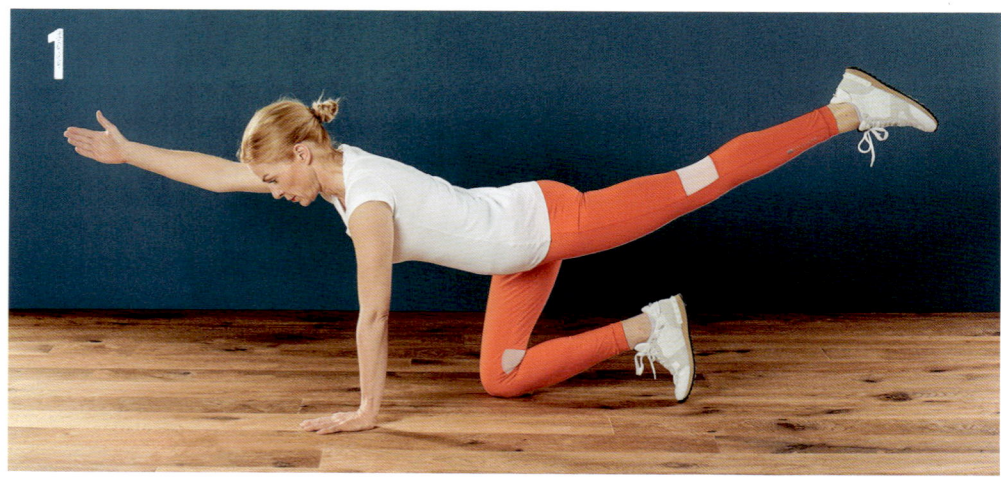

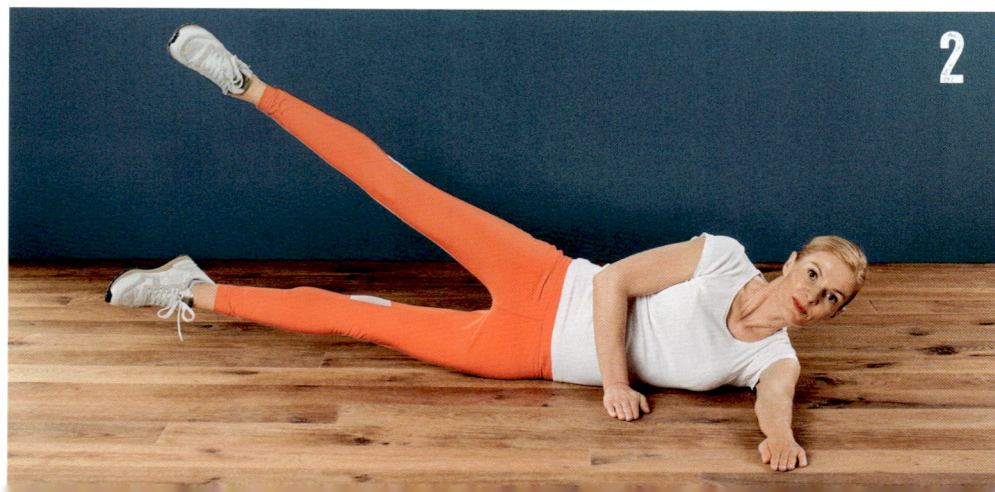

# GERADER CRUNCH

1 Legen Sie sich auf den Rücken und setzen Sie die Füße auf.
2 Strecken Sie die Arme in Richtung Knie und blicken Sie zur Decke.
3 Heben Sie den Oberkörper so weit an, dass die Schultern sich vom Boden lösen. Achten Sie darauf, dass die Arme gestreckt bleiben.
**6 bis 8 Wiederholungen, 4 Sätze**

# SEITLICHER PLANK

1 Stützen Sie sich in Seitenlage auf den rechten Ellenbogen und die Knie.
2 Heben Sie das Becken so weit wie möglich an und senken Sie es wieder bis kurz über dem Boden ab.
3 Dann die Seite wechseln.
4 Fortgeschrittene strecken die Knie und stützen sich auf die Füße.
**6 bis 8 Wiederholungen, 4 Sätze**

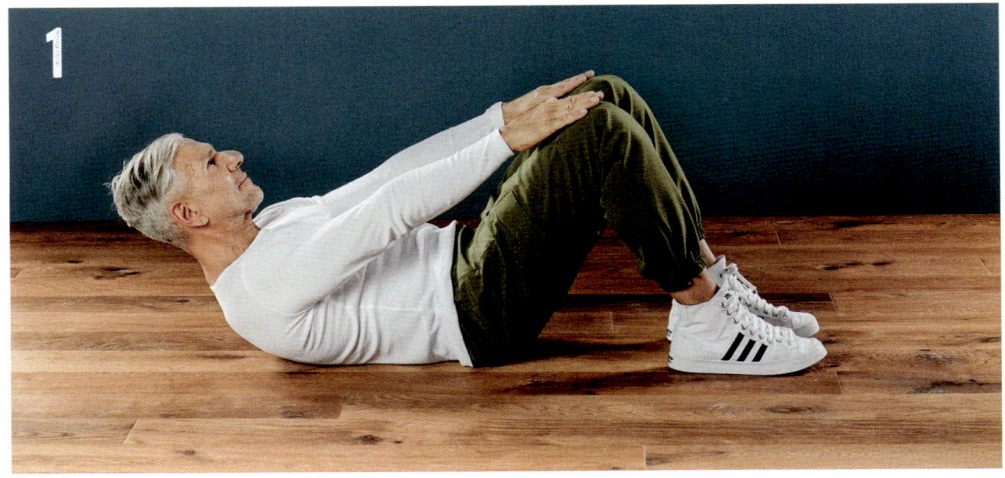

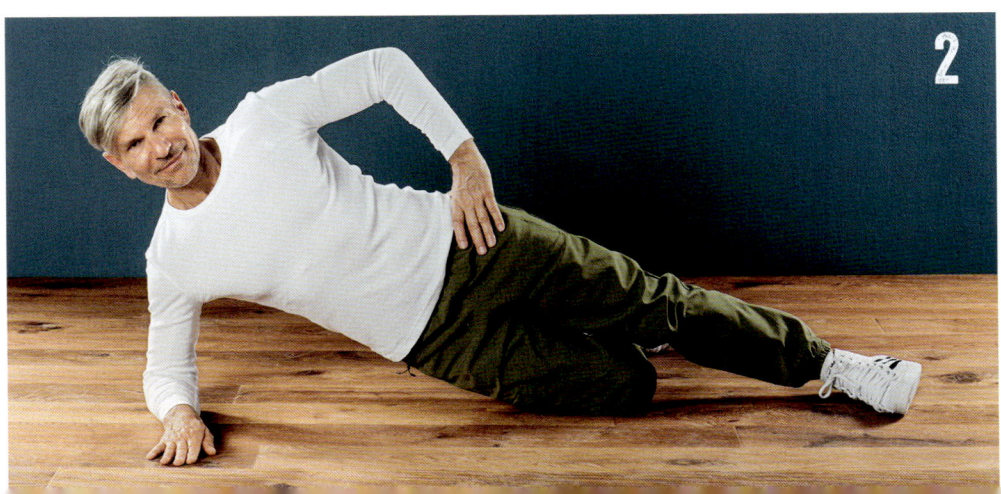

# KNIEBEUGE

**1** Sie stehen aufrecht und gehen in den Ausfallschritt. Beugen Sie beide Beine so weit Sie können. Achten Sie darauf, dass Sie den Oberkörper aufrecht und das vordere Kniegelenk senkrecht über dem Fußgelenk stehen lassen.

**2** Gehen zurück in die aufrechte Ausgangsstellung und wieder in die Kniebeuge.

**3** Wechseln Sie die Beinstellung.

**6 bis 8 Wiederholungen, 4 Sätze**

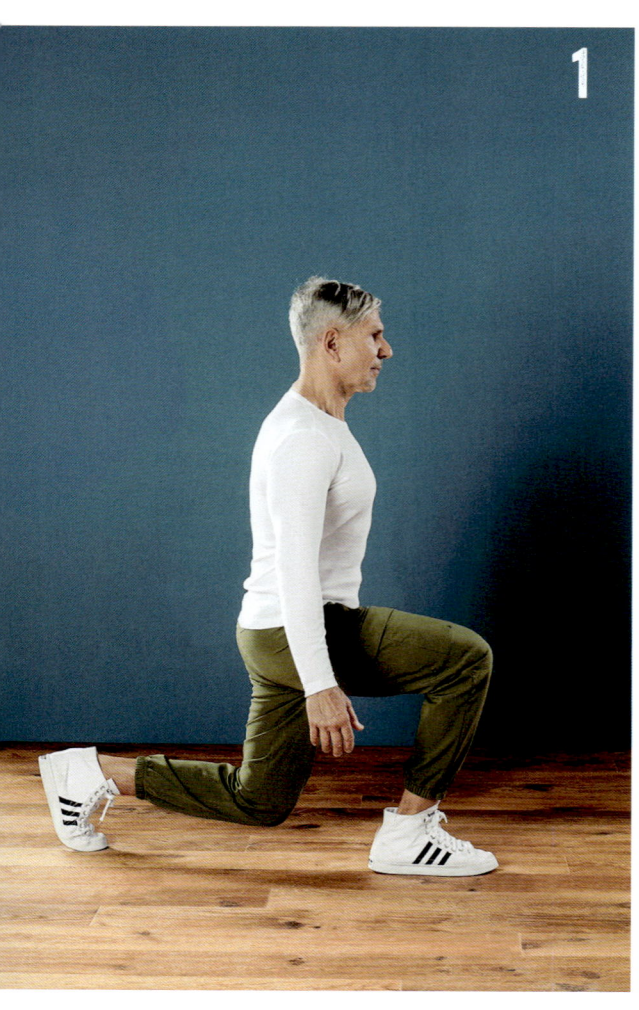

## TIPPS FÜR MEHR ALLTAGSAKTIVITÄTEN

Zusätzlich zu Ihrem Sportprogramm empfehlen wir Ihnen, auch den Alltag für vermehrte Aktivität zu nutzen. Dafür brauchen Sie kaum mehr Zeit und Sie erhöhen den Effekt für die Optimierung Ihrer körperlichen Leistungsfähigkeit.

Geeignete Tipps für mehr Alltagsaktivitäten finden Sie auf Seite 111.

## GESUNDE, LEISTUNGS-FÖRDERNDE ERNÄHRUNG

Die wöchentlichen körperlichen Anforderungen an Typ B sind durchaus anspruchsvoll. Deshalb sollten Sie hinsichtlich Leistungsoptimierung Ihrer Ernährung eine wichtige Rolle zukommen lassen.

### Schlanke Kost

Sofern Sie Gewicht reduzieren sollen oder wollen, lautet die Aufgabe: rund 20 Prozent reduzierte Kalorienzufuhr. Dafür essen Sie an drei Tagen pro Woche vor allem Lebensmittel mit geringer und mittlerer Energiedichte (bis 200 kcal pro 100 Gramm), hingegen nur wenige, sorgfältig ausgewählte energiedichte Lebensmittel (mehr als 200 kcal pro 100 Gramm).

Wie wäre es mit schmackhaften Kombinationen aus unseren nach Energiedichte sortierten Lebensmittellisten ab Seite 50? Ein Klassiker wäre zum Beispiel ein mageres Rinderfiletsteak mit grünen Bohnen und Steinpilzen. Oder ein Zanderfilet mit Petersilienkartoffeln und einem knackigen Salat. Wer es lieber vegetarisch beziehungsweise vegan mag, hat mit frischem Spinat zu Pell-

# TIPP

Um Ihren Trainingserfolg, das heißt Muskelaufbau, optimal zu unterstützen, sollten Sie auf die Zufuhr von ausreichend Eiweiß (1 Gramm pro Kilogramm Körpergewicht) achten, ebenso auf gesunde Fette respektive auf das ideale Verhältnis von Omega-3- und Omega-6-Fettsäuren. Näheres dazu finden Sie ab Seite 41.

kartoffeln mit Sesam eine schmackhafte Variante. Fühlen Sie sich frei zu kombinieren und variieren Sie nach Herzenslust!

## Nahrung für Ihre Fitness

Sollten Sie keine Gewichtsreduktion anstreben, gilt für Sie: An zwei Tagen der Woche essen Sie ausschließlich gesundheitsfördernde und schützende Lebensmittel (Näheres dazu ab Seite 39). Dazu gehören entsprechend den Empfehlungen des World Cancer Research Fund: 500 Gramm Gemüse, 2 Stücke Obst, eine Handvoll Nüsse (Walnüsse, Haselnüsse) oder Mandeln, 50 Gramm Ballaststoffe.
Tragen Sie die Tage für Ihr individuelles Gesund-essen-Vorhaben in Ihren Stundenplan (siehe Umschlaginnenseite hinten) ein. Es müssen zwar nicht die gleichen Tage sein, wie für Ihre zusätzlichen Bewegungseinheiten. Allerdings wird Ihr Körper es zu schätzen wissen, wenn er zur forcierten körperlichen Belastung leistungsfördernde leichte Nahrung bekommt und nicht auch noch schwere Verdauungsarbeit leisten muss. Außerdem unterstützt die erhöhte Eiweißzu-

fuhr nach dem Training den Muskelaufbau und die Regeneration.
Und selbstverständlich gilt für Ihre besonders aktiven Tage: Verzichten Sie konsequent auf alkoholische Getränke!

## ACHTSAMKEIT, MEDITATION, REGENERATION

Für Typ B sind Meditations- und Achtsamkeitsübungen zwar kein Muss, trotzdem empfehlen wir Ihnen, Ihre Achtsamkeit mit einer leichten Meditationsübung und / oder mit einer Entspannungsübung zu trainieren. Die Übungen werden ab Seite 113 vorgestellt. Hilfreiche Bücher zu Meditation und Achtsamkeit finden Sie ab Seite 140.
Sowohl die Meditations- als auch die Entspannungsübung empfehlen sich besonders vor dem Zubettgehen als Schlafritual. Bei konsequenter Regelmäßigkeit bereitet sich der Körper dann nämlich schon aufs Schlafen vor und schaltet rechtzeitig in den Schlafmodus. Ihre Aufgabe lautet dazu vor allem an Ihren bewegungsintensiven Tagen: Sorgen Sie unbedingt dafür, dass Sie siebeneinhalb bis acht Stunden Schlaf haben, um die Regeneration zu optimieren.

# TIPP

Machen Sie sich für jede Woche einen eigenen Stundenplan (siehe Umschlaginnenseite hinten). Tragen Sie darin Ihre Aufgaben für jeden Tag vorab ein und haken Sie ab, was Sie erledigt haben. Das dient Ihnen zur Erfolgskontrolle.

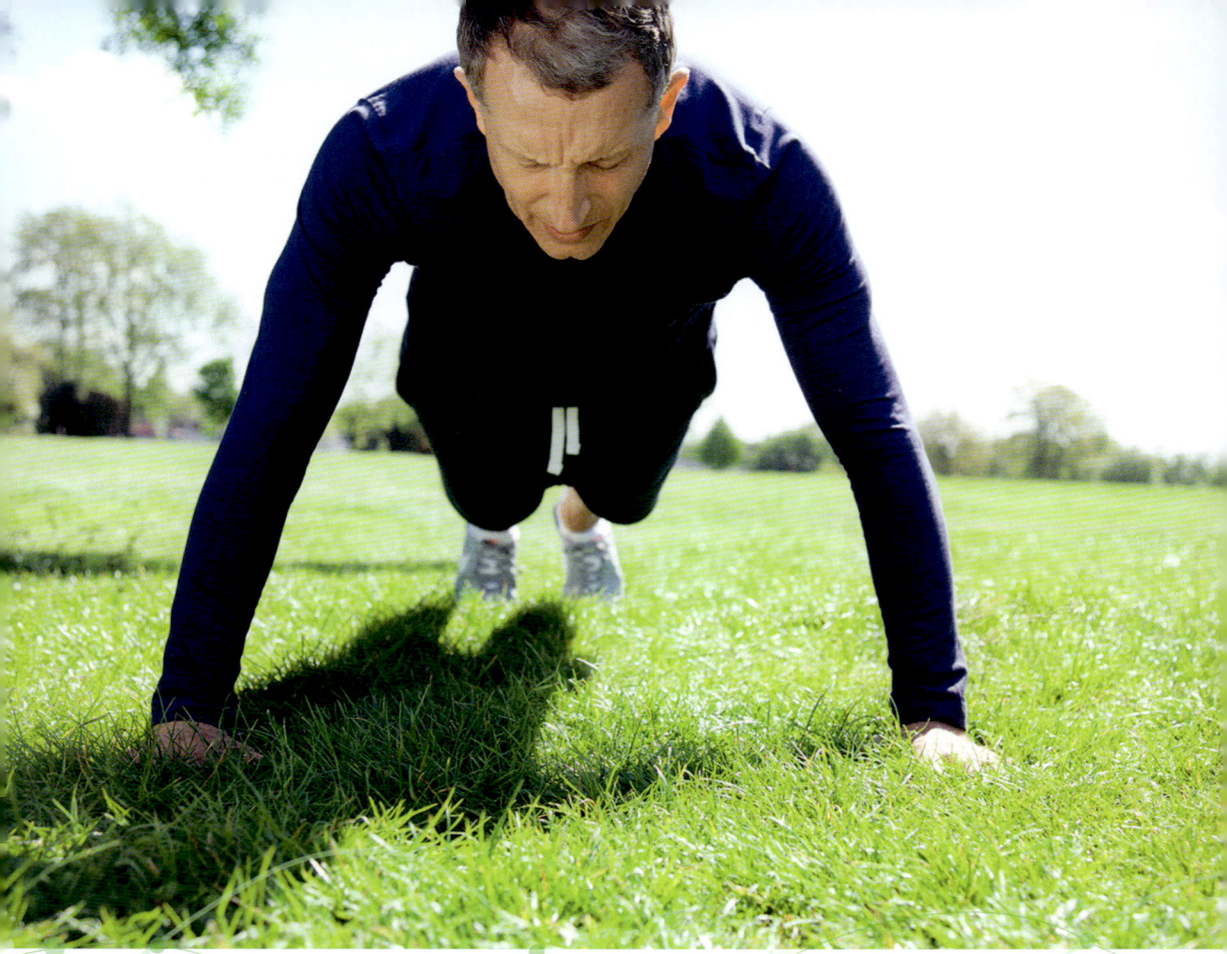

# DAS TYPGERECHTE
# PROGRAMM FÜR TYP C

**S**ie gehören zu den ambitionierten Sportbegeisterten, treiben bereits mehrmals pro Woche Sport und leiden deshalb sicher nicht unter Bewegungsmangel. Ihr Vorhaben für die nächsten drei Monate besteht darin, dass Sie Ihre körperliche Leistungsfähigkeit durch intensive Trainingseinheiten in den Bereichen Ausdauer und Kraft gezielt noch weiter erhöhen. Dafür bieten wir Ihnen exklusive Hochleistungs-Trainingspläne für die folgenden drei

Monate an. Um Ihre Ausdauer zu verbessern, können Sie je nach individueller Präferenz zwischen Laufen, Walken, Radfahren oder Schwimmen wählen. Für das Krafttraining finden Sie ab Seite 132 ein entsprechend anspruchsvolles Workout für alle Hauptmuskelgruppen.

Zu Ihrem typgerechten Lebensstil-Optimierungsprogramm für mehr gute Jahre gehört außerdem eine gesunde, leistungsfördernde Ernährung – eventuell mit reduzierter Kalorienzufuhr, falls Sie zusätzlich eine gesunde Gewichtsreduktion anstreben.

## INTENSIVES INTERVALLTRAINING

Im Rahmen des intensiven Intervall-Sportprogramms HIIT (High Intensity Intervall Training) trainieren Sie kombiniert Ihre Ausdauer, um Herz-Kreislauf-System, Organe, Immunsystem und Stoffwechsel positiv zu beeinflussen, sowie Ihre Kraft, um die Leistungsfähigkeit der Muskulatur, der Sehnen, Bänder und Gelenke zu stärken.
In den nächsten drei Monaten planen Sie bitte bis zu acht Bewegungseinheiten pro Woche ein. Reservieren Sie die Zeiten in Ihrem Stundenplan (eine Vorlage für Typ C finden Sie hinten im Buchumschlag). Sie können für Ihre Ausdauer- und Krafteinheiten verschiedene Tage vorsehen, es spricht aber auch nichts dagegen, am gleichen Tag jeweils eine Einheit für Ausdauer und Kraft zu absolvieren. Die Reihenfolge – erst Kraft und dann Ausdauertraining oder umgekehrt – und die Tageszeit – ob Sie lieber morgens oder abends trainieren – spielen keine Rolle.

### MAXIMALE HERZFREQUENZ (HFMAX)

Zur Berechnung verwenden Sie die für Sie zutreffende Formel.
Für Männer gilt:
220 minus Lebensalter = HFmax
Für Frauen gilt:
226 minus Lebensalter = HFmax

## SPORTPROGRAMM FÜR AUSDAUER

Bei Ihrem Ausdauerprogramm haben Sie die Wahl zwischen Laufen, Walken, Radfahren oder Schwimmen. Um dafür die richtige Trainingsbelastung herauszufinden, stehen Ihnen zwei Möglichkeiten zur Verfügung.
**Möglichkeit 1:** Sie benutzen eine Pulsuhr und errechnen Ihre dafür notwendige optimale Herzfrequenz. Dazu brauchen Sie zunächst Ihre maximale Herzfrequenz, die sich aus der Formel im Kasten ergibt.
Für Ihre optimale Herzfrequenz errechnen Sie anschließend aus der maximalen Herzfrequenz den in den Trainingsplänen vorgegebenen Prozentsatz. Dabei gelten die folgenden Intensitäten:

- Moderat: 70 Prozent der maximalen Herzfrequenz
- Ambitioniert: 75 bis 80 Prozent der maximalen Herzfrequenz
- Intensiv: 85 bis 90 Prozent der maximalen Herzfrequenz

Ein Beispiel: Sie sind 45 Jahre alt und weiblich. Ihre maximale Herzfrequenz liegt also entsprechend der Formel bei 181 (226 minus 45) Herzschlägen pro Minute. Wenn Sie davon – abhängig von der jeweils vorgegebenen Trainingseinheit (siehe Trainingspläne) – beispielsweise 85 Prozent berechnen, so ergibt das 154 Herzschläge pro Minute. Ihre Pulsuhr sollte demnach während des Trainings 154 als Dauerwert anzeigen.
Für Radfahrer gilt: Sie trainieren mit einem niedrigeren Puls als Läufer, weil die eingesetzte Muskelmasse geringer ist. Die optimale Herzfrequenz wird gegenüber der von Läufern deshalb jeweils um 10 bis 15 Herzschläge pro Minute reduziert.
**Möglichkeit 2:** Wer lieber ohne Pulsuhr trainiert, hat die Möglichkeit, anhand der

sogenannten Borg-Skala seine selbsteinge-
schätzte Belastungsintensität zu bestimmen.
Beachten Sie bitte den pro Trainingseinheit
jeweils angegebenen Wert in Ihrem Trainingsplan und orientieren Sie sich daran.
Die Effekte eines Ausdauertrainings auf
Körper und Psyche sind die Anstrengung in
jedem Fall wert: vom vermehrten Ausstoß
des »Glückshormons« Serotonin über einen
optimierten Blutdruck und ein gestärktes
Immunsystem bis hin zum verbesserten
Fettstoffwechsel.
Im Anschluss finden Sie die Trainingspläne,
abgestimmt auf Typ C. Stellen Sie sich daraus Ihr individuelles Ausdauer-Sportprogramm zusammen.

## BORG-SKALA

1 = keine Belastung
2 = sehr geringe Belastung
3 = geringe Belastung
4 = leichte bis mittlere Belastung
5 = mittlere Belastung
6 = mittlere bis fordernde
Belastung
7 = fordernde Belastung
8 = hohe bis sehr hohe Belastung
9 = sehr hohe Belastung
10 = maximale Belastung

## LAUFTRAINING FÜR TYP C

| | EINHEITEN PRO WOCHE | DAUER PRO EINHEIT | LEISTUNGSINTENSITÄT |
|---|---|---|---|
| Woche 1 bis 4 | 3 | 3 × 8 Minuten in moderater Intensität (1), jeweils direkt danach 2 Minuten in hoher Intensität (2) | (1) HFopt = 70 %, Borg = 6<br>(2) HFopt = 80 %, Borg = 8 |
| | 2 | 30 Minuten Dauereinheit | HFopt = 75 %, Borg = 5–6 |
| Woche 5 bis 8 | 4 | 7 × 4 Minuten in moderater Intensität (1), jeweils direkt danach 2 Minuten in hoher Intensität (2) | (1) HFopt = 70 %, Borg = 6<br>(2) HFopt = 80–85 %, Borg = 8 |
| | 1 | 40 Minuten Dauereinheit | HFopt = 75 %, Borg = 5–6 |
| | 1 | 30 Minuten regenerative Einheit *) | HFopt = 65 %, Borg= 3–4 |
| Woche 9 bis 12 | 4 | 8 × 4 Minuten in moderater Intensität (1), jeweils direkt danach 1 Minute in hoher Intensität (2) | (1) HFopt = 75 %, Borg = 6<br>(2) HFopt = 85 %, Borg = 9 |
| | 1 | 45 Minuten Dauereinheit | HFopt = 75 %, Borg = 5–6 |
| | 1 | 30 Minuten regenerative Einheit *) | HFopt = 65 %, Borg = 3–4 |

*) Regenerativ bedeutet: Die Herzfrequenz liegt unter 70 %.

# WALKINGTRAINING FÜR TYP C

| | EINHEITEN PRO WOCHE | DAUER PRO EINHEIT | LEISTUNGSINTENSITÄT |
|---|---|---|---|
| Woche 1 bis 4 | 2 | 30 Minuten | HFopt = 75 %, Borg = 6 |
| Woche 5 bis 8 | 3 | 45 Minuten | HFopt = 75 %, Borg = 6 |
| Woche 9 bis 12 | 4 | 60 Minuten | HFopt = 75 %, Borg = 7 |

# FAHRRADTRAINING FÜR TYP C

| | EINHEITEN PRO WOCHE | DAUER PRO EINHEIT | LEISTUNGSINTENSITÄT |
|---|---|---|---|
| Woche 1 bis 4 | 1 | 60 Minuten mit hoher Trittfrequenz auf flacher Strecke | HFopt = 75 %, Borg = 6 |
| | 1 | 30 Minuten mit langsamer Trittfrequenz an Steigung | HFopt = 80 %, Borg = 7 |
| | 1 | 45 Minuten Tempoeinheit (1) mit 5 Spurts à 2 Minuten (2) auf flacher Strecke* | 1) HFopt = 75 %, Borg = 6 <br> 2) HFopt = 85 %, Borg = 9 |
| Woche 5 bis 8 | 1 | 60 Minuten mit hoher Trittfrequenz auf flacher Strecke | HFopt = 75 %, Borg = 6 |
| | 1 | 60 Minuten Tempoeinheit (1) mit 6 Spurts à 5 Minuten (2) an Steigung *) | (1) HFopt = 70 %, Borg = 6 <br> (2) HFopt = 85–90 %, Borg = 9 |
| | 1 | 60 Minuten mit hoher Trittfrequenz auf flacher Strecke | HFopt = 75 %, Borg = 6 |
| Woche 9 bis 12 | 1 | 60 Minuten Tempoeinheit (1) mit 8 Spurts à 5 Minuten (2) an Steigung *) | (1) HFopt = 70 %, Borg = 6 <br> (2) HFopt = 85–90 %, Borg = 9 |
| | 1 | 60 Minuten normale Trittfrequenz auf flacher Strecke | HFopt = 75 %, Borg = 6 |
| | 1 | 80 Minuten normale Trittfrequenz auf flacher Strecke | HFopt = 70 %, Borg = 6 |

Radfahrer trainieren mit einem niedrigeren Puls als Läufer. Die optimale Herzfrequenz wird gegenüber der von Läufern deshalb jeweils um 10 bis 15 Herzschläge reduziert.

*) Eine Tempoeinheit bedeutet: 5 Minuten aufwärmen bei normalem Tempo, dann 5 Minuten mit maximaler Intensität Vollgas geben (Ziel für die Herzfrequenz: 85 %, Borg: 8–9), danach so lange ausrollen bis man bereit ist für den nächsten Spurt – immer im Wechsel 30 Minuten lang.

## SCHWIMMTRAINING FÜR TYP C

| | EINHEITEN PRO WOCHE | STRECKE PRO EINHEIT | LEISTUNGSINTENSITÄT |
|---|---|---|---|
| Woche 1 bis 12 | 2 | Insgesamt 2 000 Meter:<br>200 m Einschwimmen (1),<br>über 200 m jeweils 25 m im Wechsel zwischen Brust, Kraul oder Rücken nach Wahl (2);<br>dann 15 m Sprint (3) und 85 m locker Brust, Kraul oder Rücken (4);<br>8 × 50 m: davon jeweils im Wechsel 25 m Kraul und 25 m Brust oder Rücken (5), dann 30 s Pause;<br>100 m locker z. B. auf dem Rücken (6);<br>4 × 100 m jeweils die zweiten 50 m deutlich schneller (7) schwimmen als die ersten (8), 30 s Pause;<br>100 locker z. B. auf dem Rücken (9);<br>über 2 × 200 m:<br>jeweils 100 m Kraul – 25 m locker (10) – 25 m Tempo (11) – 50 m locker (12) – 30 s Pause;<br>100 m Ausschwimmen (13) | (1) Borg = 4<br>(2) Borg 2 = 7<br>(3) Borg = 9<br>(4) Borg = 6<br>(5) Borg = 8 bis 9<br>(6) Borg = 4<br>(7) Borg = 8<br>(8) Borg = 4<br>(9) Borg = 4<br>(10) Borg = 6<br>(11) Borg = 8<br>(12) Borg = 6<br>(13) Borg = 4 |

Gute Schwimmer sollten zwischen den Schwimmstilen wechseln, wie angegeben. Wer diese nicht beherrscht schwimmt im Bruststil. Auch damit lassen sich die vorgegebenen Intensitäten für das Steigern der Ausdauer erreichen.

## SPORTPROGRAMM FÜR KRAFT

Die Vorteile eines intensiven Krafttrainings für Ihre körperliche Leistungsfähigkeit sind kaum zu überbieten. Krafttraining stärkt Knochen und Gelenke, Sehnen und Bänder. Gleichzeitig erarbeiten Sie sich damit einen spürbaren Aufbau an Muskeln, die quasi als Brennöfen selbst in Ruhephasen überschüssige Energie verbrennen.

Um mit Ihrem Krafttraining in dieser Hinsicht die besten Trainingseffekte zu erzielen, enthält das Programm sowohl dynamische (konzentrische) als auch statische (isometrische) Übungen. Zum Teil trainieren Sie auch mit Einsatz eines Therabands. Es gelten jeweils folgende Umfänge:

- **Dynamische Übungen:** 4 Sätze mit jeweils 6 bis 8 Wiederholungen. Die Muskulatur muss nach der letzten Wiederholung erschöpft sein (Borg = 8). Zwischen den Sätzen legen Sie jeweils eine Pause von 30 Sekunden ein.
- **Isometrische Übungen:** 4 Sätze mit jeweils 6 bis 8 Wiederholungen und – sofern nicht anders angegeben – 10 bis 15 Sekunden Anspannung. Zwischen den Sätzen legen Sie eine Pause von 30 Sekunden ein.

## MEDITATION, ACHTSAMKEIT, REGENERATION

Typ C findet aufgrund der intensiven Bewegungseinheiten in der Regel problemlos in den mentalen Ausgleich. Trotzdem empfehlen wir Ihnen, mit leichten Meditationsübungen Ihre Achtsamkeit zu trainieren. Die Übungen finden Sie ab Seite 112.
Sie eignen sich übrigens hervorragend als Schlafritual vor dem Zubettgehen. Denn konsequent und regelmäßig praktiziert, bringen sie den Körper rechtzeitig in den Schlafmodus und bereiten ihn so schon aufs Schlafen vor. Ihre Aufgabe lautet dazu an Ihren bewegungsintensiven Tagen: Um die Regeneration Ihrer Muskeln und Ihres gesamten Organismus optimal zu unterstützen, sollten Sie unbedingt dafür sorgen, dass Sie pro Nacht 7,5 bis acht Stunden Schlaf haben.

Führen Sie die Übungen langsam und gleichmäßig ohne Schwung durch. Die letzten Wiederholungen müssen sich anstrengend anfühlen! Sie können den Schwierigkeitsgrad jeder Übung beeinflussen, indem Sie Länge beziehungsweise Spannung des Bands variieren. Wählen Sie den Widerstand des Therabands so, dass Sie die Wiederholungen gerade so schaffen.
Achten Sie auf Ihre Atmung. Atmen Sie immer bei der Belastung aus und in der Entspannung ein. Die Übungsreihenfolge spielt keine Rolle. Kobinieren Sie nach Lust und Laune und finden Sie Ihre Liebglingsabfolge.

## Theraband – das Original

Inzwischen gibt es zahlreiche Versionen von Latex-Übungsbändern. Das Original ist allerdings das bekannte Theraband. Es wurde von Sportexperten in den USA entwickelt, besteht aus 100 Prozent Naturlatex und ist 5,5 Meter lang und 12,8 Zentimeter breit. Zur Wahl stehen acht Widerstandsstufen – für Einsteiger bis Leistungssportler. Die Vorteile von Übungen mit Theraband bestehen darin, dass die Kraft proportional mit der Dehnung steigt (lineares Dehnungsverhalten), Gelenke geschont werden und das Band nahezu unbegrenzte Einsatzmöglichkeiten im Kraft- und Koordinationstraining bietet. Sie bekommen Therabänder in Sportgeschäften oder in Internetshops, wie eBay, in den relevanten Farben Rot bis Blau zwischen 20 und 25 Euro. Wir empfehlen für weibliche Einsteiger die Farbe Rot und für männliche Einsteiger sowie fortgeschrittene Frauen die Farbe Grün. Fortgeschrittene Männer arbeiten am besten mit einem blauen Theraband. Achtung: Bei anderen Fabrikaten entsprechen die gleichen Farben nicht den gleichen Widerstandsstufen.

# BRIDGING

1 Legen Sie sich auf den Rücken und setzen die Füße auf. Spannen Sie Ihren Bauch und Po fest an, um ein Hohlkreuz zu vermeiden.

2 Heben Sie das Becken so hoch wie möglich vom Boden ab (Knie, Hüfte, Schultern bilden eine Linie). Spannen Sie dabei das Band über Ihrem Becken und fixieren Sie dieses während der gesamten Übung mit Ihren Händen am Boden. (Zur Steigerung des Schwierigkeitsgrads können Sie das Band doppelt legen.) Die Spannung 10 bis 15 Sekunden halten.

3 Anschließend das Becken bis kurz über den Boden sinken lassen.

**6 bis 8 Wiederholungen, 4 Sätze**

# BANK

1 Stützen Sie sich auf Hände und Knie. Wickeln Sie die Mitte des Bands um einen Fuß und nehmen Sie die Enden in beide Hände.

2 Strecken Sie den rechten Arm nach vorne und das linke Bein nach hinten. Achten Sie darauf, dass Ihr Bauch dabei angespannt ist (Hohlkreuz vermeiden).

3 Führen Sie Hand und Knie unter dem Körper zusammen, ohne dass Ihr Bein dabei den Boden berührt. Dann Arm und Bein wechseln.

**6 bis 8 Wiederholungen für jede Seite, 4 Sätze**

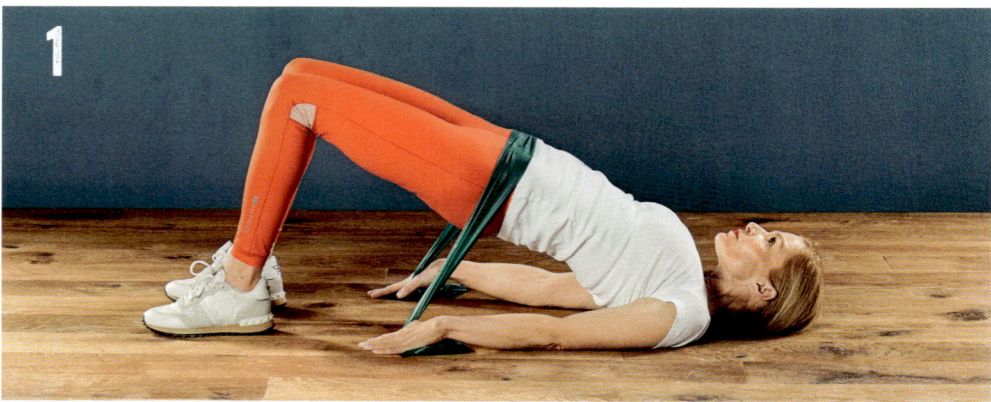

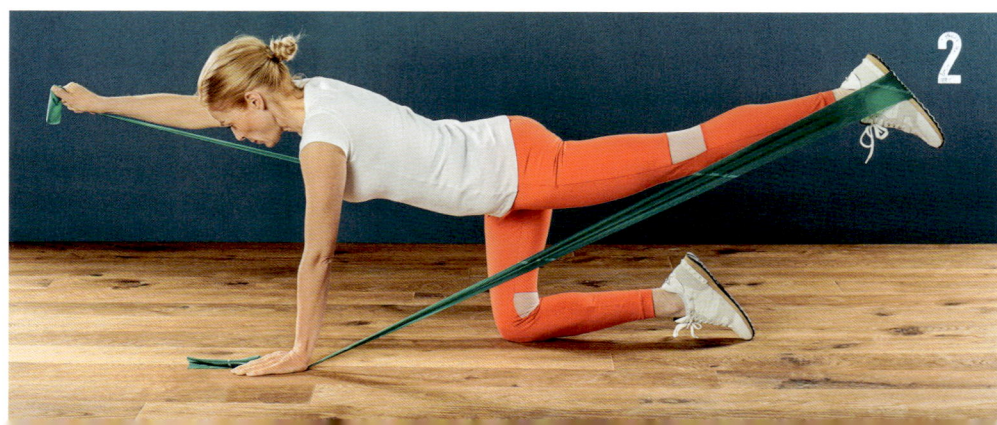

# LIEGESTÜTZ-ALTERNATIVE

1 Sie stehen aufrecht im hüftbreiten Stand.
2 Nehmen Sie das Band hinter den Rücken
und führen Sie es in Schulterhöhe unter
Spannung vor der Brust zusammen und
auseinander.
**6 bis 8 Wiederholungen, 4 Sätze**

# SEITHEBEN IM STAND

1 Stellen Sie sich mit beiden Füßen auf das
Band. Nehmen Sie die Enden in beide
Hände und ziehen Sie es mit gestreckten
Armen bis in Brusthöhe nach oben.
2 Halten Sie die Anspannung für ungefähr
10 Sekunden.
**6 bis 8 Wiederholungen, 4 Sätze**

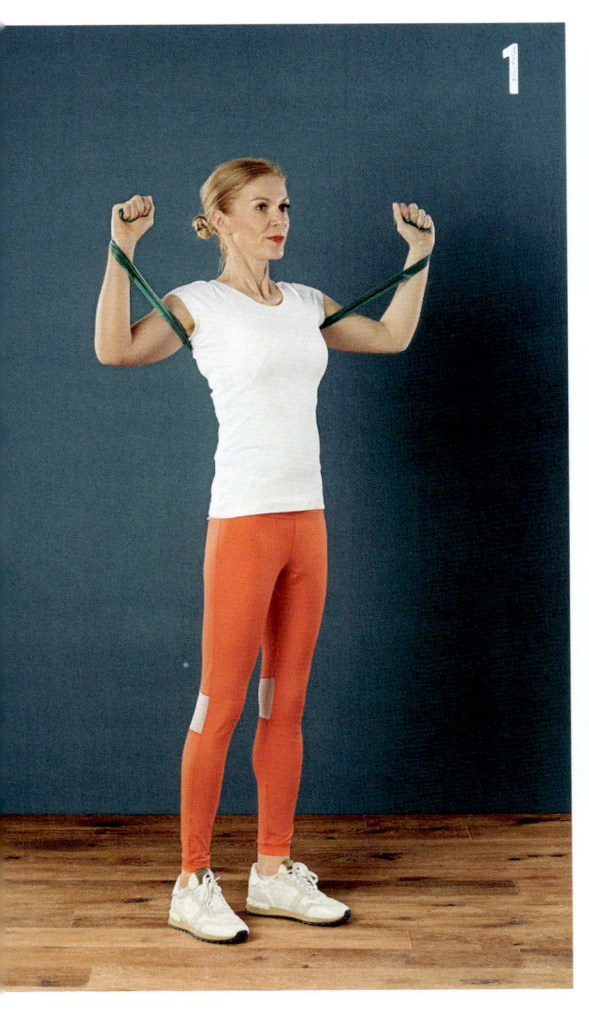

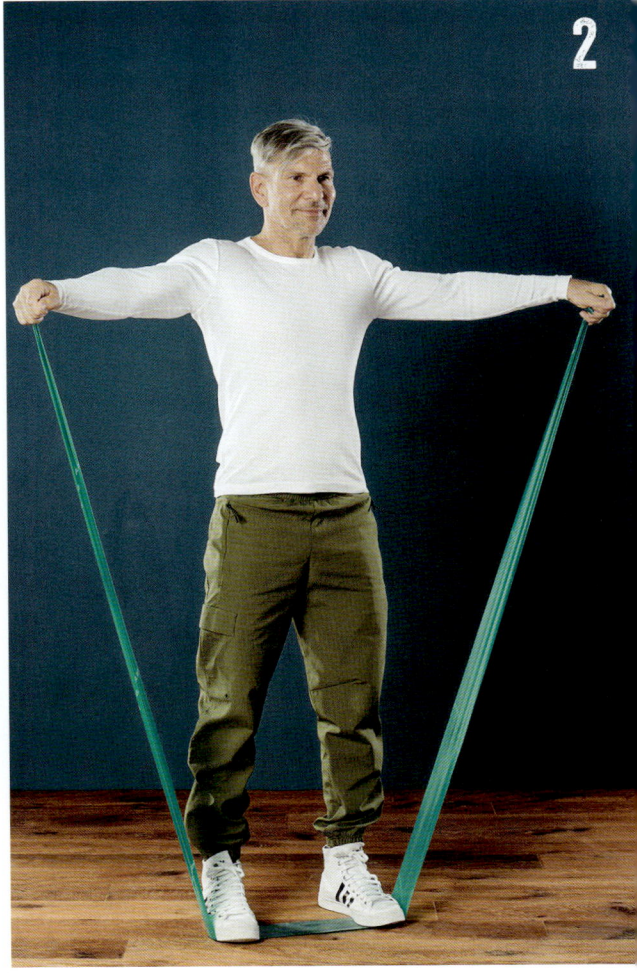

# UNTERARM-STÜTZ-VARIANTE

# BEINHEBEN IN SEITLAGE

1 Sie befinden sich in Bauchlage und stützen sich auf Ihre Ellenbogen. Die Beine sind durchgestreckt und stützen sich auf die Zehenspitzen.

2 Heben Sie das Becken an und halten Sie die Position (Planke) für 60 Sekunden. Fortgeschrittene heben dabei jeweils ein Bein im Wechsel.

**6 bis 8 Wiederholungen, 4 Sätze**

1 Sie befinden sich in Seitenlage und stützen sich mit dem unteren Arm ab, der Körper befindet sich in gestreckter Spannung.

2 Heben Sie beide Beine gleichzeitig leicht an und strecken dann das obere Bein nach oben. Halten Sie die Position für 15 Sekunden.

**6 bis 8 Wiederholungen, 4 Sätze**

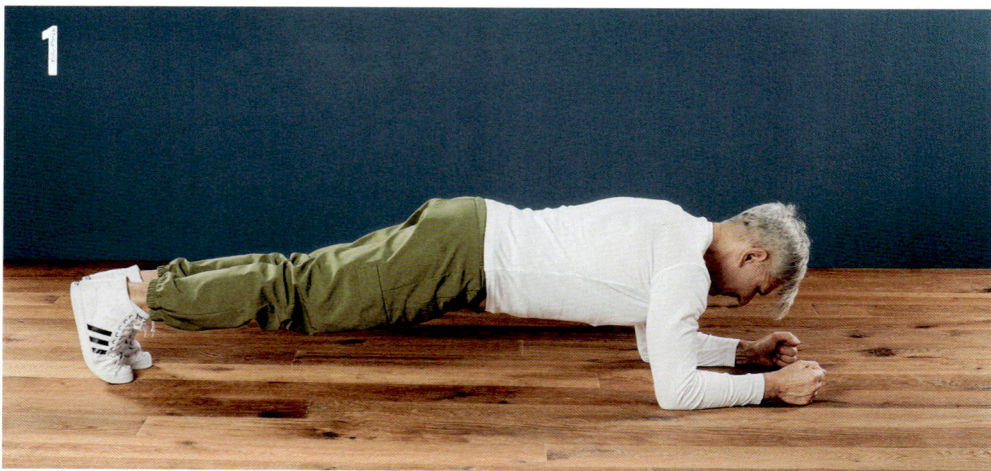

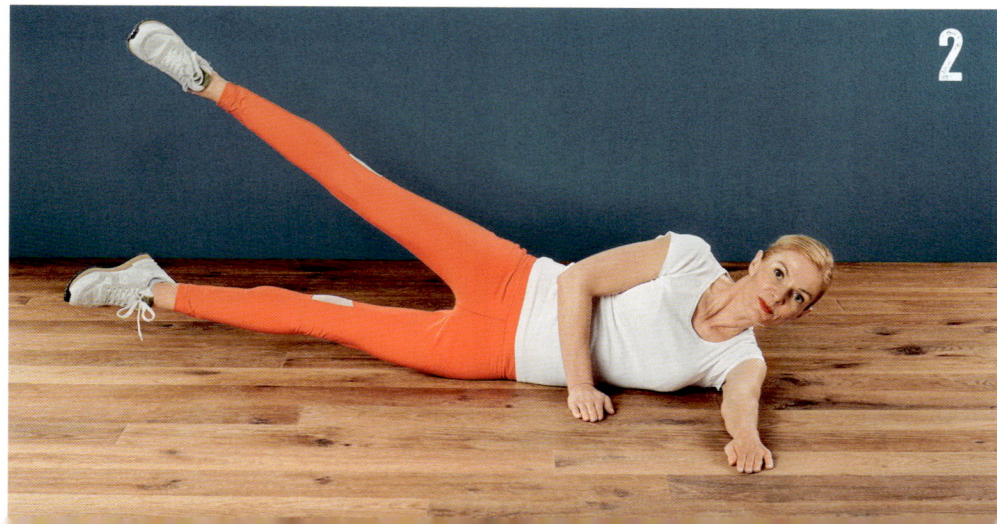

# KLAPPMESSER

1 Legen Sie sich auf den Rücken und heben Sie sowohl die Arme als auch die Beine gestreckt nach oben (Arme in Richtung Zehenspitzen).

2 Heben Sie gleichzeitig den Oberkörper, so weit Sie können, und halten Sie die Position für 15 Sekunden.

**6 bis 8 Wiederholungen, 4 Sätze**

# KNIEBEUGE

1 Gehen Sie in den Ausfallschritt. Stellen Sie sich mit dem vorderen Fuß auf die Mitte des Bands und greifen Sie dessen Enden so, dass Sie bei der Ausführung der Kniebeuge die gestreckten Arme bis kurz vor Schulterhöhe bringen können.

2 Beugen Sie beide Beine, so weit Sie können. Den Oberkörper dabei aufrecht und das Kniegelenk senkrecht über dem Fußgelenk stehen lassen.

**6 bis 8 Wiederholungen, 4 Sätze**

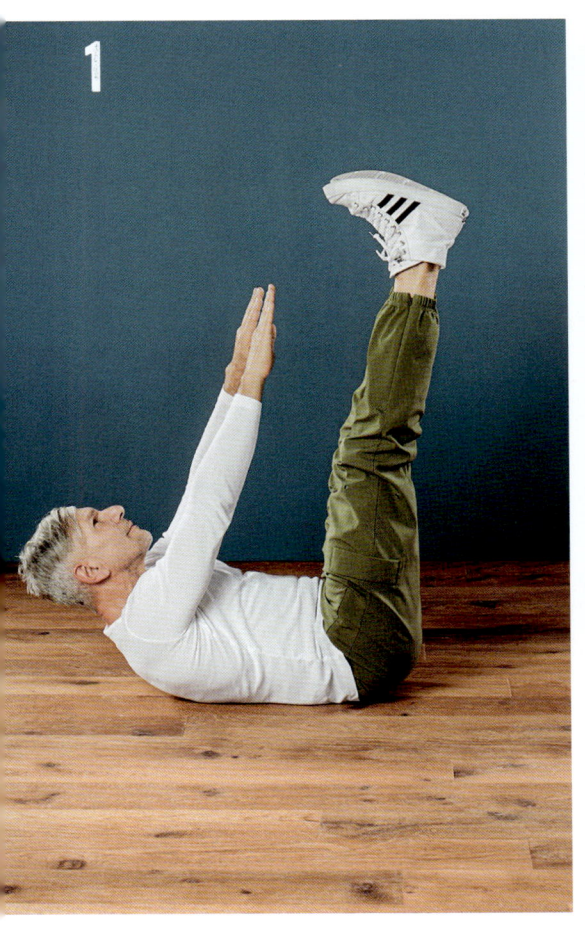

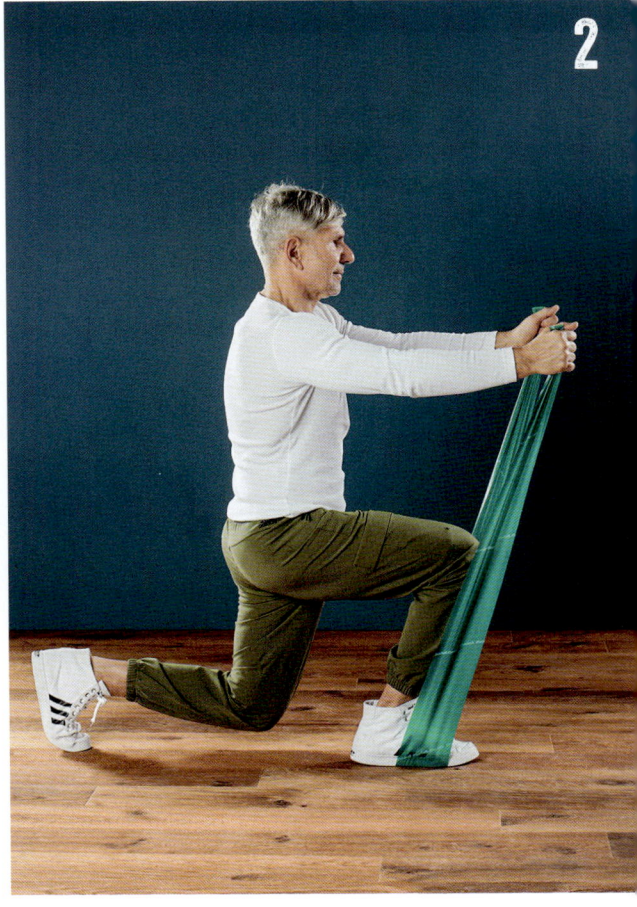

# GERADER CRUNCH

1 Legen Sie das Band um ein Tischbein oder einen Schrankfuß. Legen Sie sich auf den Rücken, mit Kopf in Richtung Bandmitte, und nehmen Sie beide Enden in die Hände. Setzen Sie die Füße auf.

2 Ziehen Sie das Band mit beiden Armen so weit Sie können gerade zwischen die Knie. Die Arme sind dabei gestreckt.

**6 bis 8 Wiederholungen, 4 Sätze**

## SCHRÄGER CRUNCH

Fixieren Sie das Band wie in der vorigen Übung (Gerader Crunch). Legen Sie sich auf den Rücken, mit Kopf in Richtung Bandmitte, und nehmen Sie beide Enden des Bandes in die Hände. Setzen Sie die Füße auf. Ziehen Sie das Band mit gestreckten Armen schräg zum linken und anschließend zum rechten Knie. 6 bis 8 Wiederholungen pro Seite, 4 Sätze.

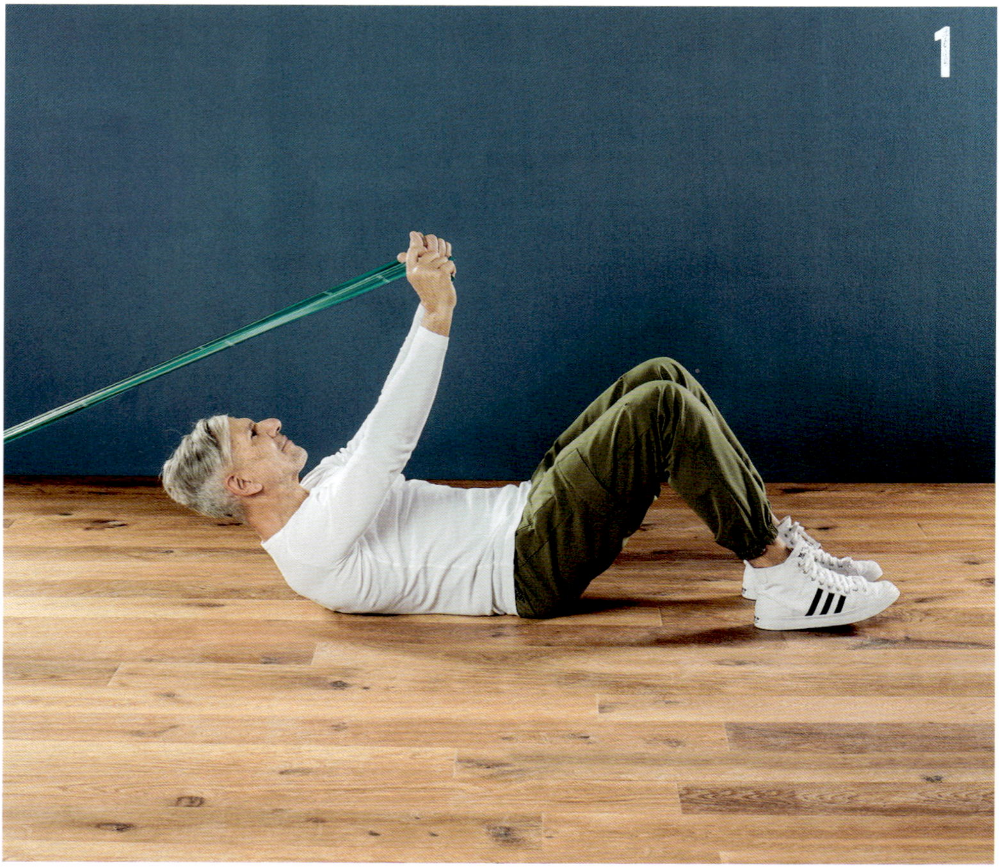

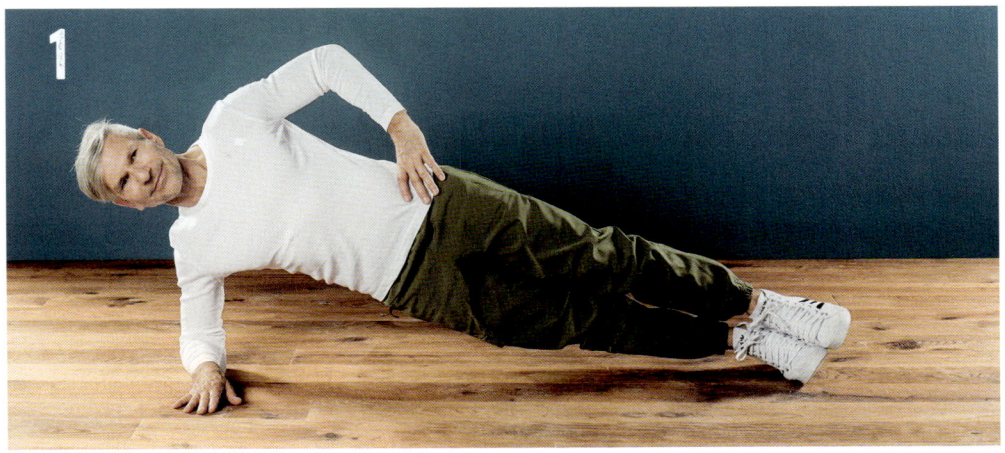

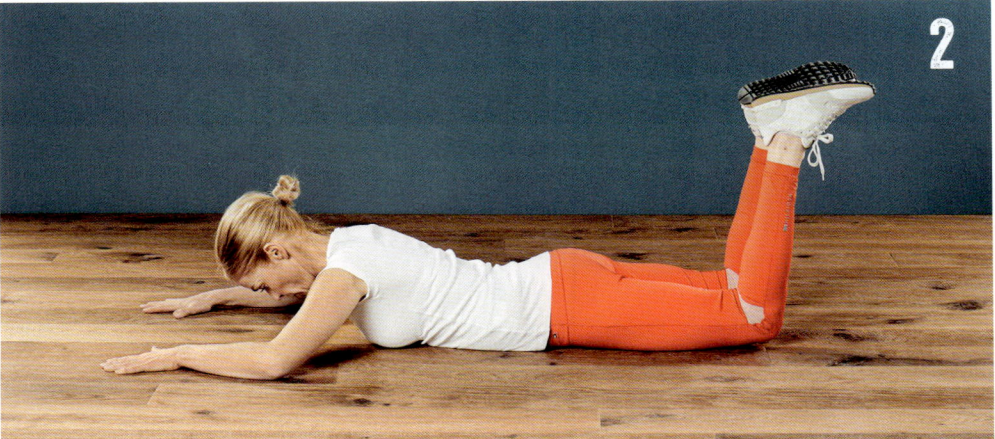

# UNTERARM- UND SEITSTÜTZ

1 Stützen Sie sich in Seitenlage auf den unteren Ellenbogen und die angewinkelten Knie. Heben Sie das Becken an und halten Sie die Position für 15 Sekunden.
2 Fortgeschrittene strecken die Knie und stützen sich auf die Füße. Dann die Seite wechseln.
**6 bis 8 Wiederholungen je Seite, 4 Sätze**

# WIPPE IN BAUCHLAGE

1 Sie befinden sich in Bauchlage. Die Arme sind nach vorne gestreckt.
2 Heben Sie den Kopf leicht an und die angewinkelten Beine vom Boden ab. Der Blick bleibt nach unten gerichtet, um die Halswirbelsäule nicht zu überstrecken. Halten Sie die Position für 10 Sekunden.
**6 bis 8 Wiederholungen, 4 Sätze**

## TIPPS FÜR MEHR ALLTAGSAKTIVITÄTEN

Zusätzlich zu Ihrem Sportprogramm empfehlen wir Ihnen, auch den Alltag für vermehrte Aktivität zu nutzen. Dafür brauchen Sie kaum mehr Zeit und Sie erhöhen den Effekt für die Optimierung Ihrer körperlichen Leistungsfähigkeit.
Geeignete Tipps für mehr Alltagsaktivitäten finden Sie auf Seite 111.

## GESUNDE, LEISTUNGS-FÖRDERNDE ERNÄHRUNG

Die wöchentlichen körperlichen Anforderungen an Typ C sind extrem anspruchsvoll. Deshalb ist es für Sie besonders wichtig, Ihre körperlichen Anpassungsprozesse in Muskulatur und Organismus mit der passenden Ernährung zu unterstützen. Für Sie lautet die Aufgabe deshalb: An fünf Tagen pro Woche gibt es ausschließlich leistungssteigernde und gesundheitsfördernde Lebensmittel (Näheres dazu ab Seite 39). Dazu gehören entsprechend der Empfehlungen des World Cancer Research Fund: 500 Gramm Gemüse, zwei Stücke Obst, eine Handvoll Nüsse (Walnüsse, Haselnüsse oder Mandeln), 50 Gramm Ballaststoffe.

### Weniger Kohlenhydrate, dafür mehr Eiweiß

Die Zufuhr an Kohlenhydraten (in Form von Vollkornprodukten und Kartoffeln) sollte nicht mehr als 40 Prozent der täglichen Kalorienzufuhr betragen. Um Ihren Trainingserfolg, das heißt Muskelaufbau, optimal zu unterstützen, sollten Sie dafür auf die Zufuhr von ausreichend Eiweiß

(1,2 g pro kg Körpergewicht) und vor allem gesunde Fette respektive auf das ideale Omega-3-/Omega-6-Fettsäuren-Verhältnis von 1:4 achten. Mehr dazu ab Seite 41. Nutzen Sie die Hilfe des Stundenplans und tragen Sie darin die fünf Tage für Ihre Turboernährung ein. Am besten – aber nicht unbedingt erforderlich – Sie wählen die gleichen Tage wie für Ihre Bewegungseinheiten. Denn Ihr Körper weiß wegen der intensiven körperlichen Belastung eine leistungsfördernde leichte Nahrung zu schätzen. Außerdem unterstützt die erhöhte Eiweißzufuhr nach dem Training den Muskelaufbau und die Regeneration.

### Unterstützen Sie Ihre Regenerationsfähigkeit

Für Ihre Belastungstage gilt natürlich für die nächsten drei Monaten zudem striktes Alkoholverbot! Denn der Alkohol stört Ihre Regenerationsfähigkeit empfindlich.
Dasselbe gilt übrigens, wenn Sie Ihre intensiven Sporteinheiten erst kurz vor dem Schlafengehen absolvieren. Deshalb sollten Sie darauf achten, dass Sie mindestens eine Stunde vor dem Zubettgehen keinen Sport mehr treiben, die Anstrengung wirkt ungünstig auf das Schlafverhalten!

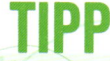

## TIPP

Machen Sie sich für jede Woche einen eigenen Stundenplan (siehe Umschlaginnenseite hinten). Tragen Sie darin Ihre Aufgaben für jeden Tag vorab ein und haken Sie ab, was Sie erledigt haben.

# WIE GEHT ES WEITER?

**Bleiben Sie dran! Um Ihren Gewinn an Lebensqualität nicht wieder zu verlieren, ist es notwendig, Ihr Lebensstil-Optimierungsprogramm dauerhaft weiterzuführen. Schließlich macht die biologische Alterung auch keine Pause. Lassen Sie Ihr Programm deshalb ein lebenslanger Begleiter sein.**

Wir empfehlen Ihnen, die Tests etwa alle vier Monate zu wiederholen, um zu sehen, wo Sie stehen und wie sich Ihre Lebensstil-änderung auf Ihre Leistungsfähigkeit auswirkt. Aber bitte nicht übertreiben! Wer meint, sich nur noch kontrollieren zu müssen, wird auf Dauer die Motivation verlieren. Lernen Sie, auf Ihren Körper zu hören und zu spüren, was er braucht. Dabei steht Ihnen unser Programm als Leitfaden zur Verfügung. Es lohnt sich.

Fakt ist nun einmal: Der Mensch verliert alle zehn Jahre 10 bis 15 Prozent seiner Leistungsfähigkeit. In der Regel sind es 10 Prozent im Ausdauer- und etwa 15 Prozent im Kraftbereich. Wenn Sie diesen Alterungsprozess kompensieren oder sogar verlangsamen möchten, dürfen Sie nicht nachlassen und sollten Ihre Never-Aging-Story konsequent und dauerhaft fortführen – und zwar möglichst auf dem hohen Niveau, das Sie am Ende Ihres Programms erreicht haben.

## NICHT NACHLASSEN – ODER WENN DOCH, DANN NUR VORÜBERGEHEND

Seien Sie sich darüber im Klaren: Wenn Sie nach drei Monaten den Pfad des optimierten Lebensstils wieder verlassen, werden Sie relativ bald und zwangsläufig auf Ihren Ursprungszustand zurückgeworfen. Ihre Mühe war damit vergeblich. Lassen Sie das nicht zu! Denn das nach dreimonatiger Lebens-stiloptimierung erreichte Leistungs- und Gesundheitsniveau ist es allemal wert, konsequent weiterzumachen.

Um Ihnen das zu erleichtern, haben wir das typgerechte Never-Aging-Story-Konzept wie einen Baukasten entwickelt. Das heißt, sollten Sie als B- oder C-Typ einmal weniger Zeit oder weniger Motivation haben, Ihr gewähltes Programm zu praktizieren – sei es aus beruflichen oder anderen Gründen – können Sie entsprechend Ihren aktuellen Alltagsbedingungen auch »down-graden«. Sie absolvieren dann als Typ C übergangsweise das Typ-B- oder Typ-A-Programm und als Typ B das Typ-A-Programm. Alternativ besteht natürlich die Möglichkeit, innerhalb des gewählten Programms auf eine niedrigere Stufe zu wechseln, also wieder bei Woche 1 oder 4 einzusteigen. Für Typ A gibt es leider keine Möglichkeit der Herabstufung. Dafür ist das Programm aber auch nur moderat angelegt.

Ziel ist dabei immer, möglichst zügig wieder ins höhere Programm beziehungsweise in die höhere Stufe zu kommen.

Akzeptieren Sie Ihr gewähltes typgerechtes Never-Aging-Programm als lebenslangen Begleiter – zu Ihrem eigenen Wohl. Nur dann werden Sie das einmal erreichte Ergebnis dauerhaft halten können und dürfen sich zu Recht auf mehr gute Jahre freuen. Sie haben dann das Optimale dafür getan!

# BÜCHER, DIE WEITERHELFEN

Dr. Dr. Despeghel, Michael: *Die Kraft-stoff-Diät.* Goldmann-Verlag, München

Dr. Dr. Despeghel, Michael: *So senken Sie Ihr biologisches Alter.* riva Verlag, München

EatSmarter! *Das Kochbuch zur DASH-Diät. Die 50 besten Rezepte, um abzunehmen und den Blutdruck zu senken.* riva Verlag, München

Prof. Dr. Hollmann, Wildor; Prof. Dr. Stüder, Heiko K.: *Sportmedizin – Grundlagen für körperliche Aktivität, Training und Präventivmedizin.* Schattauer Verlag, Stuttgart

## Aus dem GRÄFE UND UNZER VERLAG

Prof. Dr. Berg, Aloys; Stensitzky, Andrea; Prof. Dr. König, Daniel: *Cholesterin senken – mit Wirkstoffen aus der Natur*

Dr. Coy, Johannes: *Die neue Anti-Krebs-Er-nährung. Wie Sie das Krebs-Gen stoppen*

Prof. Dr. Elmadfa, Ibrahim u. a.:*Die große GU Nährwert-Kalorien-Tabelle*

Prof. Dr. Froböse, Ingo: *Das Turbo-Stoff-wechsel-Prinzip. So stellen Sie den Körper dauerhaft auf »schlank« um*

Prof. Dr. Froböse, Ingo: *Das Fitness-Mini-malprogramm. Kleiner Aufwand – große Wirkung*

Frey, Hannah: *Clean Eating Basics – Der na-türliche Weg für ein neues Lebensgefühl*

Hemm, Dagmar; Noll, Andreas: *Die Or-ganuhr. Gesund im Einklang mit unseren na-türlichen Rhythmen*

Iding, Doris: *Achtsamkeit. Mein Übungsbuch für mehr Balance und Harmonie*

Dies.: *Entschleunigen. Mein Übungsbuch für mehr innere Ruhe und Ausgeglichenheit*

Prof. Dr. Kleine-Gunk, Bernd: *15 Jahre län-ger leben. Die 7-Säulen-Anti-Aging-Strategie nach dem Hormesis-Prinzip*

Mannschatz, Marie: *Meditation. Mehr Klar-heit und innere Ruhe (mit CD)*

Dr. Marianowicz, Martin: *Den Rücken selbst heilen. Schmerzfrei werden und bleiben – das ganzheitliche Programm*

Rossbach, Gabriele*Meditation mit inneren Bildern. Heilsame, tiefenwirksame Symbolbil-der für die Seele (mit CD)*

Schmidt, Konstanze: *Spurwechsel. Die neue Lust am Älterwerden*

# ADRESSEN, DIE WEITERHELFEN

**Deutsche Gesellschaft für Ernährung e. V.**
Godesberger Allee 18
53175 Bonn
www.dge.de
*Die DGE vermittelt ernährungswissenschaft-*
*liche Erkenntnisse und fördert die Gesundheit*
*der Bevölkerung durch gezielte, wissenschaft-*
*lich fundierte Ernährungsaufklärung und*
*Qualitätssicherung.*

**Deutscher Leichtathletikverband**
Alsfelder Straße 27
64289 Darmstadt
www.leichtathletik.de
*Der DLV mit über 850 000 Mitgliedern in*
*7753 Vereinen zählt zu seinen Kernaufgaben,*
*den Breiten- und Gesundheitssport in den*
*20 Landesverbänden zu fördern.*

**Deutscher Schwimm-Verband e. V.**
Korbacher Straße 93
34132 Kassel
info@dsv.de
*Der DSV erarbeitet in seinen 18 Landes-*
*schwimmverbänden attraktive Schwimman-*
*gebote im Breiten-, Freizeit- und Gesund-*
*heitssport für Menschen jeden Alters.*

**Deutscher Turner-Bund e. V.**
Otto-Fleck-Schneise 8
60528 Frankfurt am Main
www.dtb-online.de
*Der DTB hat über 5 Millionen Mitglieder in*
*rund 20 000 Turn- und Gymnastikvereinen in*
*22 Landesverbänden sowie 227 regionalen*
*Gliederungen. Damit ist er der zweitgrößte*
*Spitzenverband im deutschen Sport.*

**World Cancer Research Fund**
22 Bedford Square
London WC1B 3HH
www.wcrf.org
*Die Arbeit des globalen Netzwerks World*
*Cancer Research Fund umfasst u. a. die For-*
*schung über die Zusammenhänge von Ernäh-*
*rung, körperlicher Aktivität, Körpergewicht*
*und Krebsrisiko sowie die Aufklärung über*
*eine Lebensweise, die das Krebsrisiko senkt.*

## Österreich und Schweiz

**Österreichische Gesellschaft für Ernährung**
c/o AGES Bürotrakt WH
Spargelfeldstraße 191
A-1220 Wien
www.oege.at
*Informationen zu gesunder Ernährung und*
*zum ÖGE-Gütezeichen für nährstoffoptimier-*
*te Speisenqualität.*

**Schweizerische Gesellschaft für Ernährung**
Schwarztorstr. 87
CH-3001 Bern
www.sge-ssn.ch
*Informationen zu gesunder Ernährung; mit*
*Schweizer Lebensmittelpyramide.*

## Internet-Adressen

www.eatsmarter.de
*Portal für ausgewogene Ernährung, mit vie-*
*len gesunden Rezepten*

www.sport-thieme.de
*Bezugsadresse für Sportbekleidung und Fit-*
*nessgeräte*

www.sportscheck.com
*Bezugsadresse für Sportbekleidung und*
*Therabänder*

# REGISTER

# ÜBUNGSREGISTER

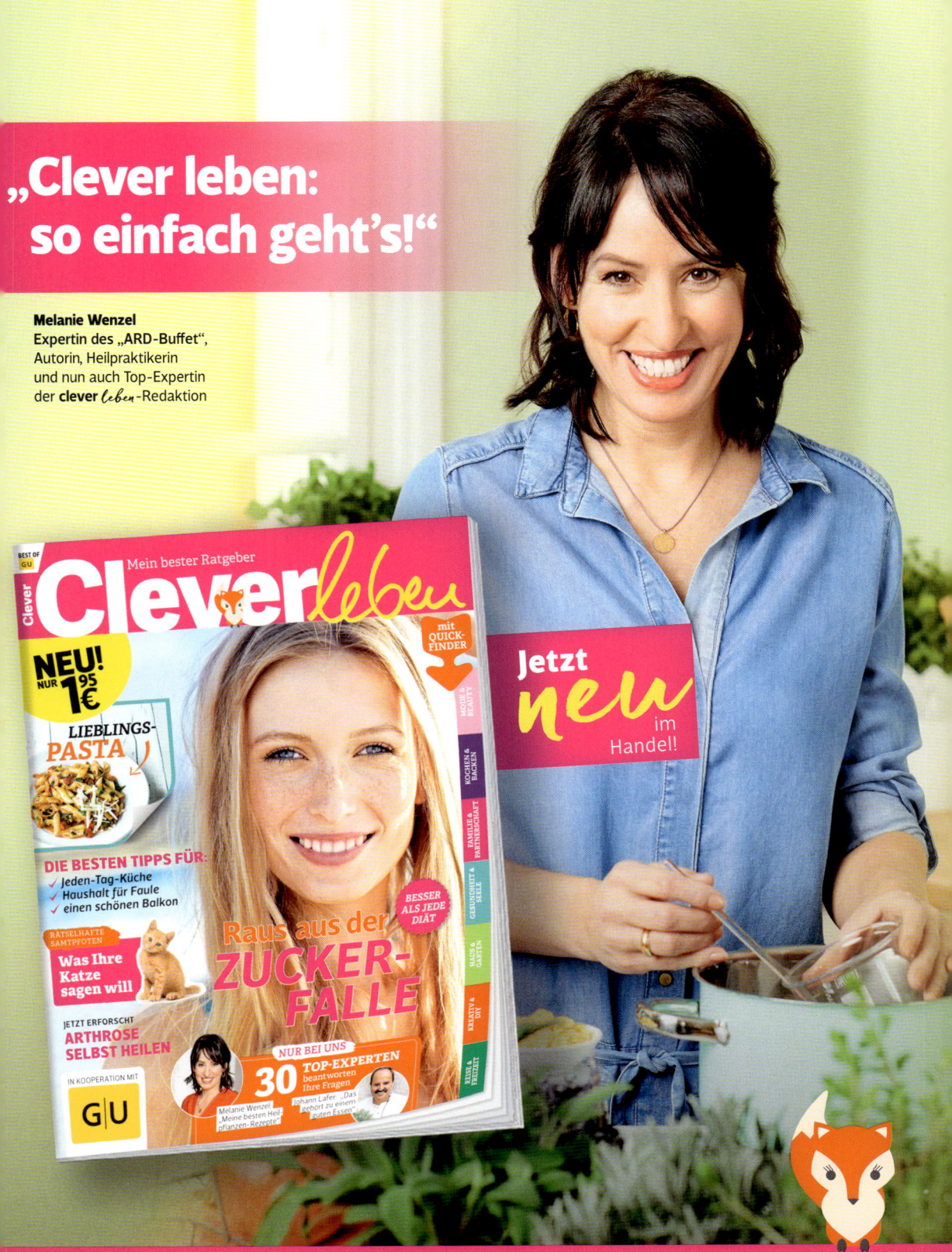

# IMPRESSUM

**Projektleitung:** Claudia Böhm
**Lektorat:** Rita Steininger
**Bildredaktion:** Nadia Gasmi
**Manuskripterarbeitung:** Christine Waldmann
**Layout:** independent Medien-Design GmbH, Horst Moser, München
**Umschlaggestaltung:** Anzinger und Rasp, München
**Herstellung:** Susanne Mühldorfer
**Satz:** Christopher Hammond
**Repro:** Medienprinzen GmbH, München
**Druck und Bindung:** F+W Druck- und Mediencenter, Kienberg

ISBN 978-3-8338-4807-0

1. Auflage 2017

Die **GU-Homepage** finden Sie im Internet unter **www.gu.de**

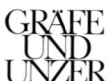

Ein Unternehmen der
GANSKE VERLAGSGRUPPE

## Bildnachweis

**Illustrationen:** Nadia Gasmi, S. 20, 71, 96.
**Weitere Abbildungen:** All Medical/YourPhotoToday: S. 108; Eising Foodphotography: S. 69; F1 Online: S. 74; Fotolia: S. 34, 80; Getty Images: S. 67, 72, 90, 98, 110, 116, 126; iStock: S. 6, 8, 14, 38, 46, 51, 52, 55, 61, 62, 85; Peter Kuhnle: S. 121-123, 132-137; Pexels: S. 111; Plainpicture: S. 32, 56; Seasons Agency/GU Archiv: S. 45; Shutterstock: S. 10, 68, 88, 94; Stocksy.com: S. 16, 29, 100, 103.

## Syndication

www.seasons.agency

## Wichtiger Hinweis

Die Inhalte dieses Ratgebers wurden sorgfältig recherchiert und haben sich in der Praxis bewährt. Dennoch können nur Sie selbst entscheiden, ob und inwieweit Sie diese Vorschläge umsetzen wollen und können. Lassen Sie sich in allen Zweifelsfällen zuvor durch einen Arzt oder Therapeuten beraten. Weder Autoren noch Verlag können für eventuelle Nachteile oder Schäden, die aus den im Buch gegebenen praktischen Hinweisen resultieren, eine Haftung übernehmen.

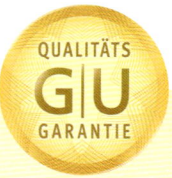

QUALITÄTS
**G|U**
GARANTIE

**Liebe Leserin, lieber Leser,**
haben wir Ihre Erwartungen erfüllt? Sind Sie mit diesem Buch zufrieden? Haben Sie weitere Fragen zu diesem Thema? Wir freuen uns auf Ihre Rückmeldung, auf Lob, Kritik und Anregungen, damit wir für Sie immer besser werden können.

**GRÄFE UND UNZER Verlag**
Leserservice
Postfach 86 03 13
81630 München
E-Mail:
leserservice@graefe-und-unzer.de

Telefon: 00800 / 72 37 33 33*
Telefax: 00800 / 50 12 05 44*
Mo–Do: 9.00 – 17.00 Uhr
Fr:      9.00 – 16.00 Uhr
(* gebührenfrei in D, A, CH)

Ihr GRÄFE UND UNZER Verlag
*Der erste Ratgeberverlag – seit 1722.*

www.facebook.com/gu.verlag